認知症予防
食生活支援指導員試験
公式テキスト

一般財団法人 国際技能・技術振興財団 認定資格
特定非営利活動法人 予防医学推進協議会 ［監修］

TAC出版

　わが国の65歳以上の高齢者のうち、認知症の人は推計約15％で、2012年時点で約462万人にのぼることが、厚生労働省の調査でわかっています。また、認知症になる可能性がある軽度認知障害（MC1）高齢者も約400万人いると推計されています。65歳以上の4人に一人が認知症とその"予備軍"と言われ、政府は早急な対策に追われそうです。この数はますます増えると予想され、2025（平成37）年には、認知症の人は約700万人前後になると言われ、高齢者（65歳以上）に対する割合は、現状の約15％から約20％に上昇すると予測されています。

　2015年1月には、政府から「認知症施策推進総合戦略〜認知症高齢者等にやさしい地域づくりに向けて〜新オレンジプラン（以下、新オレンジプランと言う）」が発表され、「認知症の人の意思が尊重され、できる限り住み慣れた地域のよい環境で、自分らしく暮らすことができる社会の実現」を目指し、さまざまな施策が進められることになりました。

　一方、認知症患者および家族のケアは十分でなく、食生活についても、患者の中には高血圧症・糖尿病・高脂血症などの生活習慣病を指摘されていても、自覚症状がなく様子を見ている方は多数いると考えられます。

　医療センター研究チームの免疫調査の結果、アルツハイマー型認知症の発症に食習慣が深く関係していることが明らかになっています。また、研究チームの分析調査によると、アルツハイマー病患者と同年齢の健康な人の食べている食事の中身には違いがあり、患者の多くが摂取バランスが崩れていることがわかっています。

　ちなみに、若い脳を保つための食事のポイントは「減塩」「抗酸化」「コレステロール」と言われ、認知症予防の食事を心がける際に大切と考えられています。

今、認知症は「予防」に注目が集まっています。私たちが認知症予防を実行していくには、認知症・認知症予防の正しい知識を持つ、地域社会活動の支援者や指導者の育成が急務です。
　認知症予防食生活支援指導員は、そうした要請に応えて創設された専門資格で、広く一般高齢者に対し、日常生活における「食べること」を通して、高齢者自らが栄養状態の改善および重度化予防を図ることを支援し、高齢者の自立した生活を確保支援します。

　『認知症予防食生活支援指導員試験公式テキスト』では、食事と認知症予防との関わりなどについて、基本的な内容を解説します。第1編の「認知症の基礎知識編」では、認知症を理解し、認知症の人をどう対応しどうサポートするかについて理解します。第2編の「認知症予防の食生活改善の基礎知識編」では、「認知症予防における生活習慣病とのかかわり」「認知症予防において食生活をどう心がけたらよいか」など、認知症を予防する食生活改善の実践を通して認知症予防に効果的な食生活を理解します。
　本書は、認定試験対応の基本テキストとして、出題範囲を完全に網羅しています。介護・医療施設、地域の高齢者・福祉施設などの認知症に関わる人たち全体を対象としており、認知症・認知症予防を理解するのに最適な1冊としてご活用いただきたく存じます。
　また、本テキストの活用により一人でも多くの方が認定試験に合格されることを願うとともに、本書の発行にあたりご尽力を頂いた執筆者の皆様に感謝を申し上げます。

2015年2月
特定非営利活動法人　予防医学推進協議会

本書の使い方

- 『認知症予防食生活支援指導員試験公式テキスト』は唯一の公式テキストです。認定試験（初級）は原則本書から出題されます。
- 認知症、認知症予防から認知症予防に役立つ食事・食生活改善の基礎的な知識が収録されています。

① 本文を読み込み、試験範囲を一通り押さえる。

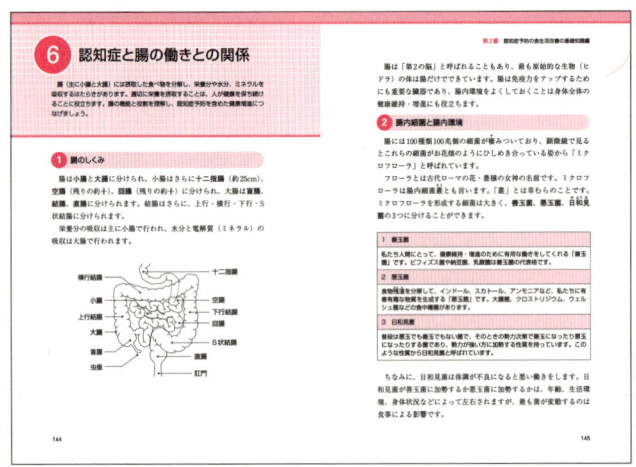

　認知症予防を目的とした「食生活改善」を多くの人に広め、高齢者の健康維持と認知症予防支援活動を通じての地域社会活動の支援者や相談者としての役割を果たすために必要な知識が網羅されています。内容をしっかり理解しながら読み進めましょう。

②専門用語は用語集で確認

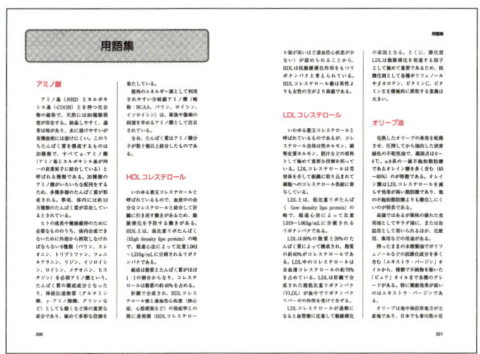

　本文中に出てくる専門用語を説明した用語集です。
　聞き慣れない言葉の意味をきちんと知ることで、本文の記述内容への理解が深まります。用語集は、実際に認知症予防食生活支援指導員として、地域の高齢者等に食生活改善を指導、説明する際にも役立つでしょう。

③認知症予防に役立つ食生活を実践するためのレシピ

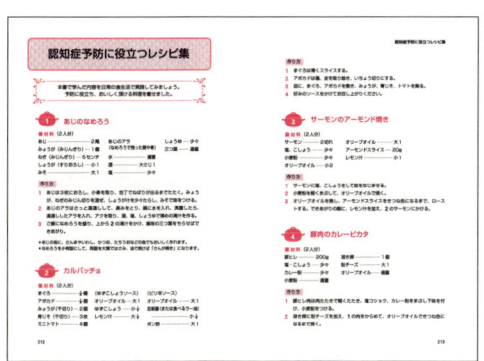

　本書では認知症予防と関係した食事・食生活改善の基本を学ぶことができますが、知識だけでは実践することができません。認知症予防と関係した16の料理レシピを紹介しています。

認知症予防食生活支援指導員試験　公式テキスト
CONTENTS

- はじめに
- 本書の使い方
- 認知症予防食生活支援指導員試験概要

プロローグ

認知症予防食生活支援指導員の
　役割と社会とのかかわり　15

認知症予防食生活支援指導員の役割　16

第1編　認知症の基礎知識編

第1章
認知症を理解する　23

- ① 認知症とは何か？　24
- ② 認知症の初期症状と種類　38
- ③ 認知症の病気と治療方法　45
- ④ 認知症のケア　〜どう付き合いどう対応するか〜　61

第2章
認知症予防の基礎知識　71

- ① 認知症は予防できるか？　72
- ② 認知症の危険因子と生活習慣病　80
- ③ 認知症予防と食生活改善　97

第2編

第1章
食生活改善と認知症予防　103

- ① 認知症予防に役立つ食事改善とは？　104
- ② 認知症における食事の役割　106
- ③ 認知症と脳の働きとの関係　134
- ④ 脳にとって望ましい食事とは？　138
- ⑤ 認知症と活性酸素　141
- ⑥ 認知症と腸の働きとの関係　144
- ⑦ 認知症と神経細胞の働きとの関係　148

認知症予防の食生活改善の基礎知識編

第2章
認知症を予防する食生活改善の実践 149

① 食品摂取量と認知症予防との関係 150

② 認知症を予防する脂肪の摂り方 154
　〜魚料理をもっと食べよう〜

③ 脳と糖のかかわり 161

④ 認知症と糖尿病のかかわり 162

⑤ 血糖値を安定させる食事とは 168

⑥ 乳製品と認知症予防効果 170
　〜骨粗鬆症予防の観点から〜

⑦ 豆類と認知症予防効果 182

⑧ 野菜と果物の認知症予防効果 184

⑨ 認知症を予防する食事のまとめ　189

⑩ 生ジュースの効用と作り方　193

■ **用語集**　199

■ **認知症予防に役立つレシピ集**　211

第2回 「認知症予防食生活支援指導員」認定試験
【初級コースの概要】

一般財団法人　国際技能・技術振興財団　認定資格

 1. 認定試験の実施団体

・厚生労働省認可／一般財団法人　国際技能・技術振興財団

 2. 認定試験の実施予定（年1回、3月下旬）

認定試験	平成27年3月28日（土）

 3. 認定試験願書の配布および申し込み

願書配布	平成27年1月下旬～平成27年2月下旬
願書受付	平成27年2月上旬～平成27年3月上旬

 4. 認定試験の内容

試験形式	筆記試験
試験問題	出題範囲の中から60問
試験時間	10；00～12；00（2時間）
出題形式	択一問題、組み合わせ問題、穴埋め問題

 5. 受験方法・受験申請書類及び受験料

願書の入手方法	認定団体事務局へ電話・FAXまたは団体のホームページから入手
受験方法	団体指定の「受験申込み用紙」に記入の上、期間内に郵送ください
受験の申請書類	指定の「受験申込み用紙」に写真2枚を添えてお申し込みください
受験料	6,000円（受験申込み時に、認定団体の指定口座にお振込みください）

6. 認定試験の実施会場（予定）

認定試験会場	東京都（水道橋）予定

7. 合格基準・合格発表

合格基準	出題の各分野において60%以上の正答率を有したものを合格とする
合格発表	平成27年4月下旬

8. 認定証の公布

公布日	平成27年5月1日（金）

9. 出題科目

〈認知症の基礎知識編〉

①認知症を理解する	・認知症とは何か？ ・認知症の初期症状と種類 ・認知症の病気と治療方法 ・認知症のケア～どう付き合いどう対応するか～
②認知症予防の 基礎知識	・認知症は予防できるか？ ・認知症の危険因子と生活習慣病 ・認知症予防と食生活改善

〈認知症予防の食生活改善の基礎知識編〉

①食生活改善と 認知症予防	・認知症予防に役立つ食事改善とは？ ・認知症における食事の役割 ・認知症と脳の働きとの関係 ・脳にとって望ましい食事とは？ ・認知症と活性酸素 ・認知症と腸の働きとの関係 ・認知症と神経細胞の働きとの関係
②認知症を予防する 食生活改善の実践	・食品摂取量と認知症予防との関係 ・認知症を予防する脂肪の摂り方～魚料理をもっと食べよう～ ・脳と糖のかかわり ・認知症と糖尿病のかかわり ・血糖値を安定させる食事とは ・乳製品と認知症予防効果～骨粗鬆症予防の観点から～ ・豆類と認知症予防効果 ・野菜と果物の認知症予防効果 ・認知症を予防する食事のまとめ ・生ジュースの効用と作り方

および認知症予防食生活支援指導員の役割と社会とのかかわり
※詳細は実施団体にお問い合わせください。

以上

プロローグ

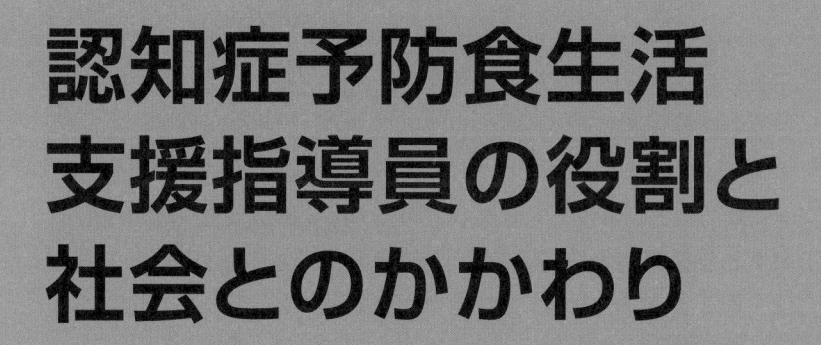

認知症予防食生活
支援指導員の役割と
社会とのかかわり

認知症予防食生活支援指導員の役割

　ここでは、認知症予防食生活支援指導員として、認知症予防の重要性や認知症予防と食生活との重要性、高齢者の栄養改善を支える人材として目指すあり方について学び、活躍が期待される認知症予防食生活指導員の役割について理解を深めます。

1 認知症予防の重要性

　増え続ける認知症の人と家族のために私たちは何ができるでしょうか。医療福祉に頼るだけでなく、地域や住民の連携で認知症高齢者の暮らしを支える試みが今後の大きな課題です。

　認知症はいま、わが国においていちばんの関心事のひとつです。認知症になった方のケアはもちろん、いま発症自体を防ぐ予防に注目が集まっています。われわれが予防のために少しでもできることとはなんでしょうか。

　認知症予防の調査結果で、現状で一定の効果が確認できるのは適度な運動とバランスのとれた食事です。これらが認知症の発症リスクとなる生活習慣病などの予防に役立つと言われています。

2 認知症予防と食事の関係性

　バランスのとれた食事を実現するためには、それを支える食生活が重要です。食生活を改善することは、認知症予防という目的だけでなく健康を維持するためにも大切です。認知症は高齢者になってから発症する例が多いのですが、**若い頃からの食生活が認知症と大きく関わっていることを認識しておく必要があります**。認知症のリスクとなる日常の生活習慣病は、適切な食生活で進行を食い止め改善することができます。食生活の改善を心がけることが認知症の予防につながるのです。

3 認知症予防食生活支援指導員の役割

　認知症食生活支援指導員は、認知症予防を目的とした「食生活改善」についての理解を多くの人に広めることを担います。一般高齢者に対し、高齢者自らが栄養状態の改善および認知症重度化の予防を図ることを支援し、食を通じて高齢者の自立した生活を確保支援します。超高齢社会を迎え、高齢者をはじめ地域社会に向け、認知症予防の知識を周知していく必要があります。指導員は高齢者の健康維持と認知症予防支援活動を通して、地域社会活動の支援者や相談者としての活躍が約束されています。

①「指導員」の仕事

　一般に指導員や相談員という仕事は、地域や施設などにおいて高齢者や障がい者の相談に乗り、指導や援助、あるいはその人に適したプランを立てることにより、自立をサポートします。

　認知症食生活支援指導員は、食生活改善に関する相談に乗り、「ソーシャルワーカー」として高齢者本人や家族と面談を行い、性格や生活習慣、健康状態などを細かく把握したうえで、個別のニーズを反映した援助プログラムを計画立案し、指導や実行などを通じて自立を援助していく役割を担うことが期待されています。高齢者をはじめ地域社会のみなさんが安心して生活できるようサポートしていきましょう。

②良い指導員（指導者）としてのあり方と条件

【ポイント】
●認知症における専門的知識や経験が豊富なこと、そしてさらに広く一般常識を有することが求められます。そしてそれらを基礎として、大所からものを見て適切な判断をできることが不可欠です。
●指導する相手に対しては、常に公平・中立、常に安定しているこ

- とも不可欠な条件と言えるでしょう。そして、自分自身に正直であることです。
- ●指導者もまた一人の人間、人間臭い面があってしかるべきです。むしろ、そうした人間臭い点が見えることを隠さないことこそが、指導する相手の信頼と絆の基礎になります。
- ●年齢差があるような場合には、あえて相手に迎合しようとしないことです。独自のギャグや即座に切り返すくらいのウイットも持ち合わせたいところです。相手から挑発されても、それに乗れるぐらいの度量もあればなおよいと考えます。

指導者として教える人が、正しい〝心〟を伝えることがいちばん大切なことであり、自分が持っている知識を正しく伝え指導することが大事です。わかったふりをして、わからないことを教えたりしないことです。愛情と期待があれば、たとえ、高齢者本人など相手側から一時期の反発があろうとも、結果的にはむしろ強い理解と信頼と和を得られるものと自信を持つことも大切です。

③ 指導員としての心構えは

指導員としての心構えの要点は、技量が優れているのは当然として、「**一緒に認知症予防、食生活改善を実践する**」ということを念頭に置き、常に相手の立場に立って考え、物事を判断できることにあります。そして、老若男女にかかわらず、相手に敬意を払い尊重し、「**自ら得てきた体験・知識**」を実生活で実践していることが大切です。

「認知症予防食生活支援指導員の直接的な支援活動と役割」

- ①一般市民へのサポート
  - ・食生活相談の実施
  - ・食生活の指導および管理

プロローグ　認知症予防食生活支援指導員の役割と社会とのかかわり

・食生活改善および予防改善の提案
・食生活、健康に対する意識調査の推進
・食生活および健康ニーズの把握

②企業・団体へのサポート
・管理栄養士や医療専門医等とのネットワークづくり
・定期健康診断機関の紹介
・健康管理および評価
・安全・安心の食のネットワークづくり
・食生活改善指導者・リーダーの育成
・食生活システムの構築
・食生活改善に関する講習会および教室の開催
・食生活に関する交流会の開催および啓蒙活動

「認知症予防食生活支援指導員の活躍が期待できる役割」

　地域社会活動の支援者や相談者として、次のような場面での活躍が想定されます。資格取得するだけでなく、与えられた目的を果たしていくことが指導員としての役割といえるのです。

①地域社会活動における認知症予防食生活改善の提案、指導および相談
②介護施設、高齢者施設における食生活改善の提案、指導および相談
③地域における認知症予防を目的とした食生活支援活動指導者および相談者の育成
④認知症予防を目的とした講習会やセミナー等の開催および講師
⑤地域における認知症予防を目的とした食生活支援センター等の解説および指導
⑥認知症予防を目的とした広報誌の発行および情報の提供等の啓蒙活動
⑦認知症を予防するライフスタイルの提案および指導

第1編

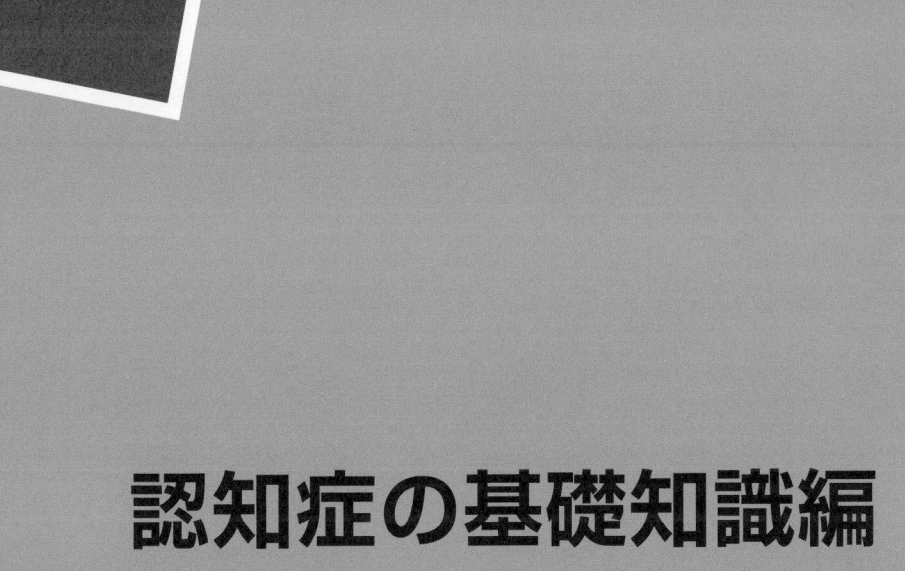

認知症の基礎知識編

第1章

認知症を理解する

1 認知症とは何か？

認知症について、種類や症状を理解し知識を深めましょう。認知症に関わる当事者として、患者の尊厳を保持しながら正しく関わっていく方法を学びます。

1 「認知症」という言葉について

認知症は、介護保険法では「脳血管疾患、アルツハイマー病その他の要因に基づく脳の器質的な変化により日常生活に支障が生じる程度にまで記憶機能およびその他の認知機能が低下した状態をいう」と定義されています。

いまではすっかり浸透した「認知症」という名前ですが、この名前が決まったのは2004年12月24日のことです。当時、「痴呆症」に代わる新たな名前を決めるにあたり、最終的に候補として残ったものは、「認知障害」「認知症」「記憶障害」「記憶症」「もの忘れ症」「アルツハイマー症」の6つでした。結果的に「認知症」が採用されました。

当時、「アルツハイマー病＝痴呆」と考える人は多くいましたが、おそらくいまでもそう考えている人もいると思います。

けれども、認知症とは、さまざまな原因疾患に基づく症候群の総称と定義されていますから、アルツハイマー病以外にも原因疾患があることをこれから知っていただきたいと思います。

① 超高齢社会日本

ご存知のとおり、日本の高齢化は進み、超高齢社会になるのは時間の問題といわれています。それに伴い認知症の有病者も増えてくことが容易に予想できます。認知症は病気なので若年者にも発症す

るものですが、発症の大きな原因は「加齢」です。認知症は、5歳年齢が上がるごとにその割合は2倍になると言われています。厚生労働省が推計したところによると65歳以上高齢者に対する認知症の割合は、2025年には現状の約7人に1人から、約5人に1人になります。これを受けて、2015年1月に厚生労働省が「新オレンジプラン」を発表しました。

②自分は認知症にはならない?

「自分は認知症にならない」と言い切れる人はいません。誰もがなりたくないと思っていても、認知症はすべての人に起こりうるもので、決して他人ごとではありません。

もし、いままで認知症は自分とは無関係、他人事だと考えていたのであれば、これからは、認知症は身近な病気であることを知り、病気やケアについて、正しく学び続けていただきたいのです。

2 認知症について考える

「認知症」とはどんな病気でしょうか。もの忘れがひどくなって何もかも忘れてしまう病気、徘徊などで介護の手間がかかる病気、人の話を聞かない自分勝手な病気などと考えている人もいるのではないでしょうか。

①認知症の人は何もできない？　何も分からない？

■事例①…Tさん（90歳女性）の話

　施設で暮らす認知症のTさんは、毎日杖に少量の荷物を入れたスーパーの袋をぶら下げて歩き回っています。食事や排泄などの生活動作には介助は不要ですが、物事を理解して、考えを決めることや判断を下すことができなくなっています。

25

人と接するのが苦手で、レクリエーションなどの集団活動のときはいつも別室の夫のところにいます。
　そんなＴさんですが、今日が誕生日の朝のこと。

介護士：「今日は○月○日です。何の日かわかりますか」
Ｔさん：「わからないわ」
介護士：「今日はＴさんのお誕生日なんですよ。今日午後２時から
　　　　誕生会を行うので、時間になったら呼びに来ますね」
Ｔさん：「…」

　Ｔさんは無表情のままでした。
　その日の午後２時前、介護士が声をかける前にＴさんは部屋から出てきました。Ｔさんは、きれいにお化粧をして、おしゃれな服を着て、素敵なスカーフを巻いて、照れくさそうな顔をしていました。もちろんビニール袋のかかった杖を持っています。

　そして、誕生会ではしっかりと挨拶をしました。

　介護士たちはこれまで見たことのないＴさんの姿に驚きながらも、とてもうれしく思い愛おしく感じたのです。

　Ｔさんの例のように、認知症は何もわからなくなるわけではありません。人との交流が苦手な人でも、社交性や社会性は残っています。
　「人の前に出るときは、きちんとしなくてはいけない」とわかっているのです。せっかく人から求められるのだから、期待に応えようとする気持ちもあります。

② 自分を使い分けている？

　認知症の人は、同居家族の前では何度も同じことを聞いたり、薬

の飲み忘れがあるなどのミスがあっても、久しぶりに会う親戚や友人の前ではしっかりしている、ということもあります。
　介護保険認定申請（介護保険サービスを使うための最初の手続き）に伴い、本人のもとに訪問して行う認定調査でも普段とは異なり、表情や話し方もシャッキリして、質問にもしっかりと答えたりして、同居家族を驚かせたりします。認知症であっても、相手によってちゃんと使い分けをしているのです。

③認知症の人は自分勝手？　認知症の人は自己中心的？

■ 事例②…Mさん（86歳女性）の話

　普段から会話が噛み合わず、何を聞いてもたいていは「あ〜、そうだいね〜（そうだよね）、そうだいね〜」と答える86歳のMさん（女性）。車いす生活で全面的に介助を要しているので自力で寝起きができません。
　そんなMさんと介護士の出来事です。
　とある土曜日の午後、火災警報器がけたたましく鳴り響きました。その日は訓練の予定はありません。介護士は焦りながら、助けようといちばん端の部屋にいるMさんの所に行きました。

介護士：「火事だから早く逃げよう！」
　ベッドから起こそうとすると、Mさんが介護士の手を払っていました。

Mさん：「私のことはいいから、あんただけでも、早く逃げなさい！」
介護士：「そんなこと言わないで！」
　と二人で泣いていると誤報だと放送が入り…。

介護士：「良かった。火事じゃなかった」

Mさん：「あ〜、そうだいね〜そうだいね〜」

　　いつものMさんに戻っていました。

　認知症でも、周囲の状況はわかっています。非常事態だということはわかったうえで、自分よりも他人のことを先に考えることができるだけの力があります。優しさはしっかりと生きているのです。

　このように、認知症であっても、その人らしさはしっかりと残っているものです。
　認知症は「病気」を見るのではなく、「その人」自身を見て支援してください。

 パーソン・センタード・ケア

【認知症を持つ人を一人の「人」として尊重する】
　パーソン・センタード・ケアとは、認知症を持つ人を一人の「人」として尊重し、その人の立場に立って考え、ケアを行おうとする認知症ケアの一つの考え方です。
　病気や症状ではなく、「その人」こそがケアの対象なのです。

❸ 本人の気持ち、家族の気持ちについて考える〜認知症はかわいそう?〜

　読者のみなさんはもの覚えが悪くなったと感じたり、地名や人名をなかなか思い出せなくなったりしたことはありませんか。
　記憶に関する頭の働きの低下は、脳が老化していくことによって誰にでも起こる現象です。

それに対し認知症は、脳の神経細胞が壊れることによって起こる病気です。記憶に伴うさまざまな障害がみられるほか、理解力や判断力が低下する、言葉のやり取りが困難になる、書字や計算ができなくなる。などの認知機能の障害が現れ、徐々に日常生活に支障をきたすようになります。それまで当たり前にできていた行為が困難になっていくのです。

そう聞くと、「認知症は何もできなくなってかわいそうだ」、と思ってしまうかもしれません。けれども、そうではありません。確かに多くのことを忘れてしまっているかもしれません。でも、考え方を変えてみると、もの忘れは悲しいことも楽しいことも忘れさせてくれます。たくさんのことを忘れる分、再び一から新たに楽しいことを見つけるチャンスを手に入れることができるのです。

① ショックを受けているのは誰？

認知症はもの忘れから始まることが多いです。認知症の人は伝えたことを覚えていないので、介護する人は大変です。しかし、いままでに体験したことがない出来事を体験し、本人がいちばんショックなはずです。だからご家族や周囲のみなさんは責めることはやめて、自然な姿として受け止めてください。

もし、本人が同じことを何度も何度も聞くのなら、怒らずにそのつど質問に答えてください。1日1回でも共感することで、何度も同じことを繰り返して話さなくなることもあります。探し物をしているのならば一緒に行動して確認することで、落ち着いてくれることもあります。周囲の人が関わり方を少し工夫すれば、お互いが笑顔になれる時間が増えていくはずです。

■ 本人は認知症のことをどう考えているのか?

　認知症の人の中には、嫌なことも辛いことも忘れていくから幸せ、と言う人がいます。
　楽しいことも嬉しいことも忘れていくから悲しい、と言う人もいます。
　自分が自分じゃなくなるみたいで怖い、と言う人もいます。

■ 家族は認知症のことをどう考えているのか?

　認知症は何もわからなくて、何もできなくなってかわいそうな病気、と言う人がいます。
　いろいろなことを忘れて都合のいいように言って自分勝手な病気、と言う人もいます。
　家族の認知症を認めたくなくて、うまく付き合えなくて、つらく当たってしまい、そんな自分が嫌になる人もいます。
　認知症に対する考え方は決して一つではありません。本人や家族それぞれに想いがあるのです。

　「認知症」の診断を受けたとき、本人や家族の気持ちは立場や置かれた状況によって違いますし、診断を受けた年齢によっても異なるでしょう。しかし、共通するのは「**認知症であることを受け入れるまでには時間がかかる**」ということです。

　本人は、自分が変わっていってしまう恐怖を抱き、それまで生活を共にしてきた家族は先が見えず不安になるでしょう。しかし、認知症を受け入れないと先には進めません。家族や本人は前向きな気持ちになれるまで、心の中ではどんなことを思っているのでしょうか。

　ここからは、家族や本人がたどる心理的過程を説明していきます。

（a）家族の気持ち

まずは、家族がたどる心理的過程を学びましょう。

「受容までの心理的過程」

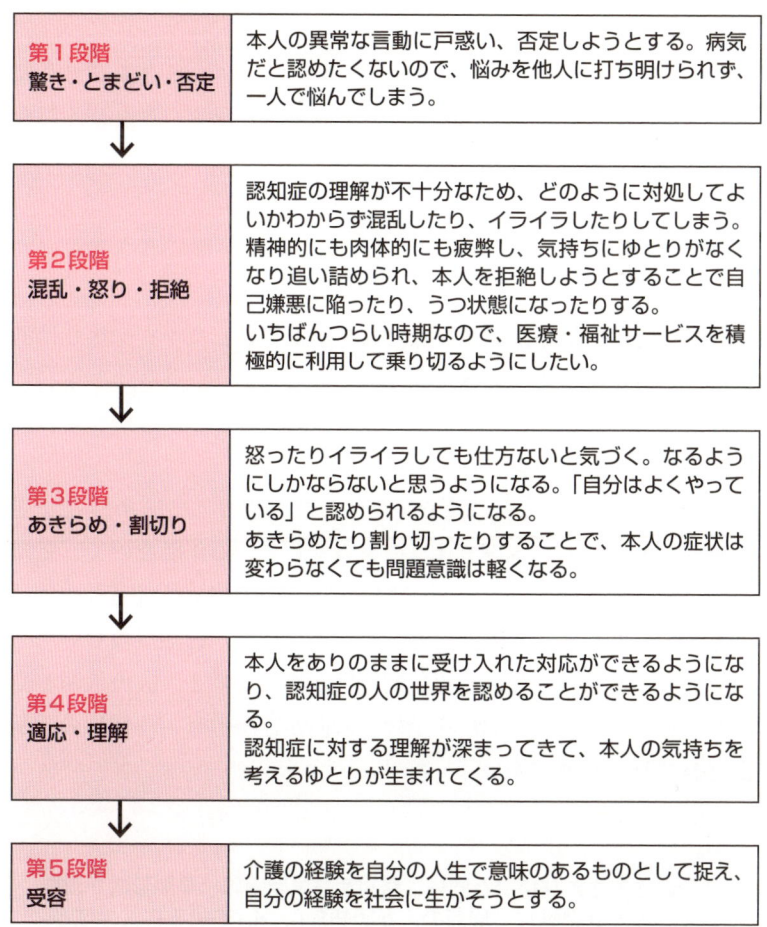

第1段階から第5段階まで、スムーズに進んでいく人もいれば、第2段階と第3段階を行ったり来たりしている人も、第2段階にずっととどまっている人もいます。介護者や支援者は、家族が今どの段階にいるのかを知り、適切に支援しましょう。

(b) 本人の気持ち

　高齢期において認知症の診断を受けた場合は、「もう年なのだからしかたがない」と考え、比較的スムーズに受容し、悪化しないように努力するなどして適応できることが多いようですが、若年性認知症の場合はそうもいきません。
　「認知症」は高齢者の病気と思われがちですが、65歳未満でも発症します。まだ若いのに「認知症」と診断されたら、みなさんならどう感じますか。

　「仕事があるのに、子供もまだ独立していないのにどうすればいいんだ…」。
　診断を受け、治療が始まったとしても、こうした不安や焦りは消えるどころかますます大きくなってくるでしょう。さきほど示した心理的過程の「第5段階：受容」の過程に至るまでにはかなりの時間がかかるでしょう。
　若年性認知症は65歳未満で発症する認知症です。若年性認知症の場合、多くの人が現役で仕事や家事をしている年齢なので、認知機能が低下すれば、日常生活に支障が出るので病気に気づきやすいと考えられたりもします。けれども、その状態が認知症のせいだとは思いもしません。疲れや更年期障害が原因と考え、医療機関を受診したとしても誤った診断を受け、時間だけが過ぎ、認知症の診断が遅れてしまうのです。

　他のさまざまな疾患と同様、認知症も早期受診・早期診断が重要です。本人や家族など周囲の人が認知症について知ることのほか、早めに相談できる人や機関を見つけておきましょう。

②「知らない」ことで不安になる

　認知症の方々の生活を支援するために関わる人々は、家族であれ専門職であれ、その症状、正しい対応方法、進行予防の方法などを日々学び続ける必要があります。普段からきちんと正しく最新の情報を学ぶことで不安は減らせます。そして、学んだことを実践し、認知症の方が少しでも長く自立した生活を送ることができ、1日の終わりに笑顔でいられるよう、積極的に支援していきましょう。

■「自立」について考える

　介護における「自立」とは、つまり「意思決定」のことです。
　本人自身が、「私はこうありたい、こうしたい」と自分のことについて一つひとつ決定していくことを「自立」と考えます。
　しかし、認知症になると、意思決定が困難な場合もあります。その場合は、周囲の人が、本人が表現している「意思決定」に隠れたサインをきちんと見つけ出してください。
　例えば、次のようなことです。

「お風呂に入りたくない！（「だってお風呂は夜に入るものだもの」）」
「（汚れていても）この服を着たい！（「だってお気に入りだもの」）」
「レクリエーションに参加したくない！（「だってまだお化粧していないもの」）」

　こうした介護の際に生じる抵抗なども行動で示した「意思決定」として捉えましょう。認知症の人は、自分が「嫌だ」ということを言葉ではうまく言えなくても、意思表示はしているわけです。それらの行動には意味や目的があります。言語にばかり捉われず、本人が発している非言語（表情、目線、しぐさ、態度など）の情報もしっかりと読み取ってください。

4 記憶の方法

　ここでは、認知症とは切っても切り離せない記憶について少し話をします。

　記憶には3つの段階があります。**感覚記憶、短期記憶、長期記憶**の3段階になります。

感覚記憶	目や耳から得た情報のすべてをとりあえず記憶しますが、興味がないもの、不要なものであればその情報は数秒で消えます。

↓ 選択（必要があるものを選択し、短期記憶に移す）

短期記憶	選択された情報を意識的に努力して記憶しておきます。忘れないように何度もつぶやいて覚えたりしますが、ちょっとでも邪魔が入ると忘れてしまうくらい、短期記憶の容量・保持時間は小さく短いものです。

↓ 転送

長期記憶	感覚記憶で選択され、短期記憶で保持・強化した情報を長期に貯蔵します。長期記憶の容量は非常に大きく無制限とも言われ、長期記憶の維持期間もほぼ半永久的と言われます。

※一般的に物事を「記憶した」と言えるのは、長期記憶の段階に入ってからになります。

第1編　認知症の基礎知識編

長期記憶には3段階あります。

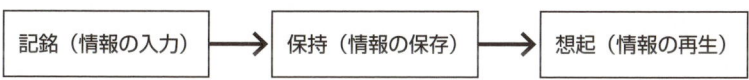

情報を記憶として取り込むことは「**記銘**」、それを保存することは「**保持**」、保持された記憶を思い出すことは「**想起**」と言います

> 記憶力とは?
>
> 　一般的に「記憶力がよい」といわれる状態は、長期記憶の容量が大きいだけではありません。「記憶力」とは、「保持」した情報を必要なときに適切に検索して「想起」できる力のことを言います。
>
> 　私たちが日頃体験する「覚えたはずなのに思い出せない」という、いわゆる度忘れは、「記憶障害」ではなく、「想起」や「記憶の検索」に失敗しているということになります。

また、長期記憶には**陳述記憶**と**非陳述記憶**があります。
陳述記憶は、イメージや言葉として伝えることができるもの、非陳述記憶はそれができないものをいいます。

「物忘れと認知症の比較」

陳述記憶	意味記憶	知識に相当するものです。言語とその意味(概念)、知覚対象の意味や対象間の関係、社会的約束など、世の中に関する組織化された記憶のことです。
	エピソード記憶	個人が経験した出来事に関する記憶のことです。その出来事について、経験そのものと、それを経験したときのさまざまな身体的・心理的状態などが一緒に記憶されていることが特徴です。

35

非陳述記憶	手続き記憶	運動技能、知覚技能、認知技能、習慣など、体が覚えていて、言葉では説明がしにくいものです。 自転車に乗る方法やパズルの解き方などのように、同じ経験を反復することにより形成されるもので、一般的に、記憶が一旦形成されると自動的に機能し、長期間保たれるという特徴があります。
	プライミング記憶	プライミング記憶というのは、前に入力された情報が、そのあとの情報に影響を与えるような記憶のことを指します。 (例)「鹿って10回言ってみて」(鹿と10回言ってから)「サンタさんの乗っているものは？」と聞かれると、つい「ソリ」ではなく「トナカイ」と言ってしまう「10回クイズ」。これはプライミング記憶と同じ仕組みです。

　意味記憶とエピソード記憶は意識して思い出すことができる記憶です。

　手続き記憶とプライミング記憶は無意識に思い出される記憶です。

> 　認知症では、まずエピソード記憶を忘れてしまいますが、病気が進行していっても、手続き記憶はかなり長い期間保たれます。

①記憶力を高めるには？

　記憶力を高めるには、記憶と感情や体験を結び付けると効率的だと言われています。意味記憶には感情や体験が伴わないことが多いのですが、たとえば、年号を覚える際に単純に暗記しようとするよりも、感情や体験を加えて記憶すると、定着しやすくなります。

②「覚えていない」とは？

　認知症の場合は、もの忘れ(「想起・検索の失敗」)とは異なり、記銘の障害になります。認知症の人は新しいことを覚えることが苦手です。何度も同じことを聞いてくるのは、「覚えていない」のではなく、最初から情報が入力されていないということになるのです。

「もの忘れと認知症の比較」

	老化によるもの忘れ	認知症
原因	脳の生理的な老化	脳の神経細胞の変性や脱落
もの忘れ	体験したことの一部を忘れる（ヒントがあれば思い出せる）	体験したことをまるごと忘れる（ヒントがあっても思い出せない）
症状の進行	あまり進行しない	だんだん進行する
判断力	低下しない	低下する
自覚	忘れっぽいことを自覚している	忘れたことの自覚がない
日常生活	支障はない	支障をきたす

■脳トレは効果があるか？

　読者のみなさまは、記憶力や集中力をアップさせるゲームやドリルなどについてはご存知かもしれません。最近では小型ゲーム機やスマートフォンでも気軽にゲーム感覚で脳トレができます。
　しかし、脳トレは楽しみながら続けられないと効果は少ないのではないでしょうか。そして、「わざわざ」するよりは「何かのついで」にするぐらいの方が楽しく負担なく続けられると思います。「脳トレ」の材料は日常の中にたくさんあります。それをいかに見つけ、活用するかが効率的な脳トレをするポイントになるのではないでしょうか。
　たとえば、「買い物をする」場面では、「この卵、どちらが安いか」「この魚、どちらが新鮮か」「この野菜は今が旬だ！」「冷蔵庫の中には何が残っていたか」「財布にいくら入っていたかな、今日の予算はいくらかな」「特売で普段より100円も安い！　それなら今日の夕飯のメニューは決まった！」などとさまざまな角度から考えを巡らせてみてください。
　自分で選んだ商品はお金を払って持ち帰り、レジでは人とのかかわりもあります。つまり、脳の中でたくさんのことを同時に考えるわけですから、買い物も立派な脳トレになるのです。

2 認知症の初期症状と種類

　もの忘れと認知症の違いをおわかりいただけたことと思いますので、次は認知症の症状や種類について具体的に学びましょう。

1 認知症とは

　認知症とは「発育過程で獲得した知能、記憶、判断力、理解力、抽象能力、言語、行為能力、認識、見当識、感情、意欲、性質などの精神機能が、脳の器質的障害によって傷害され、そのことによって独立した日常生活・社会生活や円滑な人間関係を営めなくなった状態」を言います。

　かつては、認知症というと不可逆的な、つまり回復不可能な知能低下が見られる状態を指していましたが、原因疾患によっては早期に適切な治療を行えば知能低下が改善しうることから、近年では可逆的なものも含めて認知症ととらえるようになっています。つまり、治る認知症もあるということです。

「代表的な認知症」
- アルツハイマー型認知症
- 脳血管性認知症
- レビー小体型認知症
- 前頭側頭型認知症(ピック病)

「治療可能な認知症」
- 正常圧水頭症
- 慢性硬膜下血腫
- 甲状腺機能低下症

　　　　　　　　　　　　など

2 症状のはじまり

①家族や周囲の人が気付く

　認知症の初期症状としてよく言われているのは、物忘れがひどい、時間や場所がわからない、反応が悪くなった（意欲がなくなった）、怒りっぽくなった（人格が変わった）、またそこまでではなくとも日常生活で「あれ？　おかしいな？」と感じることが多くなってきた、などの状態です。

　このような症状に最初に気づくのは家族などの身近な人です。しかし、異変に気づいてもすぐに病院に連れていく家族は少ないようです。「今日は体調が悪いのかな」「もう年だから仕方ないかな」「まさか認知症のわけがない」など、初めから認知症を疑うことは少ないのです。けれども、認知症の診断を受けその症状や治療について説明を聞くと、「いまから思うとあれが認知症の始まりだったのかも…」「もっと早く受診させていればここまでにはならなかったかも…」と後悔してしまう人もいるようです。

　ひとり暮らしの場合は、誰にも認知症のことを気づかれずに暮らしている場合も多くあるのだろうと思います。

②本人が気付く

　認知症は家族よりも本人が先に異変に気づいて、自分から受診することもあります。若年性認知症のほうが、自分の異変に気づきやすいそうです。本人が異変を感じているのは、必ずしももの忘れなどの典型的な症状ばかりではなく、「自分が自分でないような感じ」「具体的にはわからないけど何かがおかしい」などがあげられます。自分自身に違和感があるように感じていても、それをうまく説明できないことも多いようです。

「認知症が疑われる具体的な症状」

もの忘れがひどい	・同じことを何度も言う、聞く ・しまい忘れや置き忘れが多くなり、いつも探し物をしている ・言われたことを聞いていないと言い張る　など
時間や場所がわからない	・約束、予定の時間を間違える ・慣れた場所で迷子になる、迷う　など
意欲がない	・外出や他人との付き合いを嫌がるようになる ・1日中テレビばかり見ている ・いままで楽しみにしていた趣味に関心を示さない、それをしなくなった ・口数が少なく、ぼーっとしていることが多くなった　など
怒りっぽくなる 人柄が変わった	・些細なことですぐに怒りだすようになった ・自分の失敗を他人のせいにするようになった ・他人を疑うことが多くなった　など
日常生活で 「あれ？ おかしいな」と感じることがある	・同じ物を何回も買ってくる ・財布の中に小銭ばかり増えている ・料理の味が濃くなってきた ・新しく購入したレンジなどの使い方が覚えられない ・季節に合った服を選べない、手助けが必要なことがある ・持ち物や約束事を何回も確認するようになる　など

3 中核症状と周辺症状

① 認知症は徘徊する？

　近年、認知症に関するニュースが多くメディアで取り上げられています。なかでも、「認知症行方不明者1万人超」というニュースは衝撃的だったのではないでしょうか。不幸にも事故に遭ってしまうケースもたくさんありました。そういった報道を見て、「認知症になると徘徊する」と考えている人もいるかもしれませんが、徘徊

は認知症の初期では出現しません。

初期に見られるのは**中核症状**になります。中核症状に本人がもともと持っている性格、環境、人間関係などさまざまな要因がからみ合って、うつ状態や妄想のような精神症状や、日常生活への適応を困難にする行動上の問題が起こってきます。これらを**周辺症状（行動・心理症状** BPSD ＝ Behavioral and Psychological Symptoms of Dementia）と呼びます。

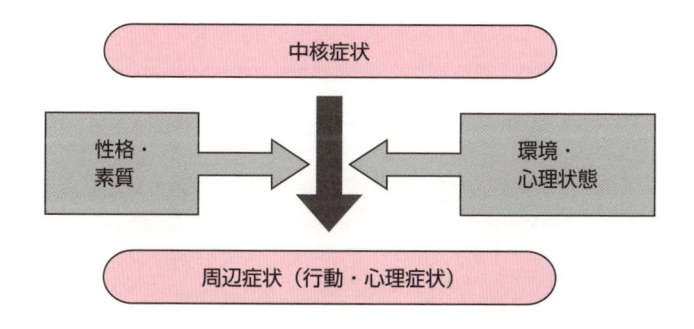

```
          中核症状
            ↕
 性格・素質 → ← 環境・心理状態
            ↓
    周辺症状（行動・心理症状）
```

（a）中核症状

中核症状は脳の細胞が壊れることによって起こります。

認知症になると必ず出現するといわれている認知機能の障害で、記憶障害、見当識障害、理解・判断力の低下、実行機能の低下などのことを言います。中核症状、周囲で起こっている現実を正しく認識できなくなります。

> **認知機能とは?**
>
> 見たり、聞いたりすることによって、外部から入ってきた情報を記憶したり、考えたり、判断したり、人とコミュニケーションをとったりする、日常生活に欠くことのできない能力を言います。

(b) 周辺症状

　周辺症状は中核症状が原因で二次的に起こるもので、認知症になったすべての方に必ず見られるとは限りません。

　幻覚を見たり、妄想を抱いたり、暴力をふるったり、徘徊したりといった行為が見られます。その人の置かれている環境や、人間関係、性格などが絡み合って起きてくるため、症状は人それぞれ現れ方が違います。

　周辺症状は、以前は「問題行動」と言われていましたが、今は「行動・心理症状」と言われることが多くなりました。

　周辺症状は、薬物療法・リハビリテーション・適切な対応で改善することがあります。

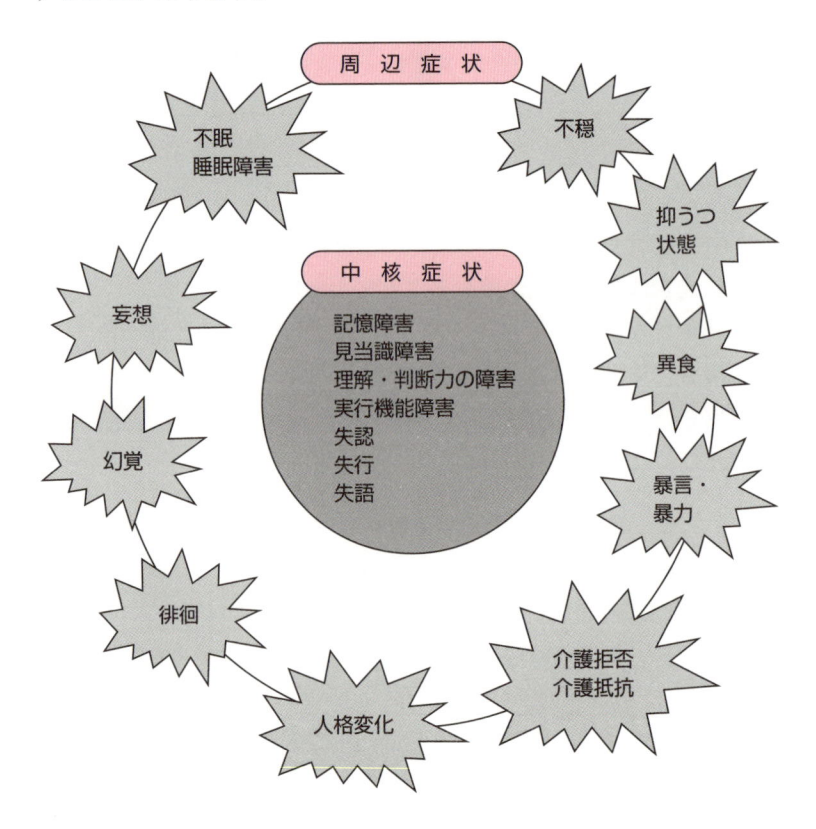

周辺症状
- 不眠 睡眠障害
- 不穏
- 抑うつ状態
- 異食
- 暴言・暴力
- 介護拒否 介護抵抗
- 人格変化
- 徘徊
- 幻覚
- 妄想

中核症状
- 記憶障害
- 見当識障害
- 理解・判断力の障害
- 実行機能障害
- 失認
- 失行
- 失語

第1編　認知症の基礎知識編

「中核症状と周辺症状に見られる症状」

中核症状（必ず見られる症状）…具体例	
記憶障害	新しいことを覚えられない
見当識障害	時間・場所・人物等がわからない
理解・判断力の低下	物事の判断ができなくなる 混乱する 季節に合った服を着られない
実行機能障害	段取りや計画が立てられない 家電やATMなどが使えなくなる
失認	見てもそれが何かわからない
失行	服の着方や道具の使い方がわからない
失語	物や人の名前が出てこない
周辺症状（行動・心理症状）…具体例	
不穏	イライラしている 一人にすると落ち着かなくなる
抑うつ状態	ふさぎこんでいる
異食	食べ物以外のものを口にする
暴力・暴言	ささいなことでも大声をあげたり、手をあげたりする
介護拒否 介護抵抗	入浴や着替えなどを嫌がる 手を貸されることを嫌がる
人格変化	元の性格とは異なる様子になる
徘徊	何かを探したり、居心地が悪いなどの原因で歩きまわる
幻覚	現実にないものが見えたり、聞こえたりする
妄想	財布や物を盗られたと騒ぐ
不眠・睡眠障害	夜間に眠らなくなる 昼夜が逆転する

■認知症と間違われやすい疾患〜うつ病とせん妄〜

　うつ病、せん妄は認知症と間違われやすい疾患です。

　うつ病は、外見上わかりにくいものです。周囲に訴えることも少ないので、放っておくと自殺してしまう可能性もあるので、早期発見・早期治療することが重要です。うつ病は初期と回復期に自殺の可能性が高いとされています。
　だるさ、頭痛、めまいなど、原因不明の身体症状を訴えることもあります。

　せん妄は、環境の変化（リロケーションダメージ）によって出現することが多いものです。意識混濁があり、不安、興奮を伴うこともあります。日中よりも、夜間のほうが、周囲の状況を確認しにくいため、出現しやすくなります。

　みなさんも、電車でうたたねをして「はっ」と目が覚めたときに一瞬どこにいるのかわからなくなったことがありませんか？　われわれは瞬時に周囲の状況を確認して、ものの数秒で現実に戻ることができます。しかし、ほんの一瞬ですが不安になったり、心拍数が上がったりするのではないでしょうか。
　その状態が長く続いている状態がせん妄とイメージしてください。こうした不安が長く続いているのですから、かなりつらく切ない状態です。

3 認知症の病気と治療方法

認知症は病気であり、複数の種類が存在します。種類別に症状が存在し、それぞれの症状や治療方法について知ることで、実際のケアや予防を実践していく際、力になります。

1 認知症の原因疾患と症状

「認知症」とは、一つの病名ではなく、記憶障害や理解・判断力の低下など知的機能の低下を主な症状とする「症候群」です。さまざまな病気によって生じる症状・状態を表わします。

「認知症」といって、まず思い浮かべるのが「**アルツハイマー**」です。**アルツハイマー型認知症**が占める割合は認知症全体の50％程度と言われています。そのほか、**脳血管性認知症、レビー小体型認知症、前頭側頭型認知症、正常圧水頭症**などのさまざまな種類の認知症があり、それらが合併する混合型の認知症もあります。

それぞれが全体に占める割合については複数の見方があり、脳血管性認知症がアルツハイマー型認知症の次に多いという見解もあれば、レビー小体型認知症のほうが多いという見解もあります。

大事なことは、認知症の種類によって、症状もケアの仕方も大きく異なるため、最初に正しい診断を得る必要があるということです。

「認知症の種類と割合」

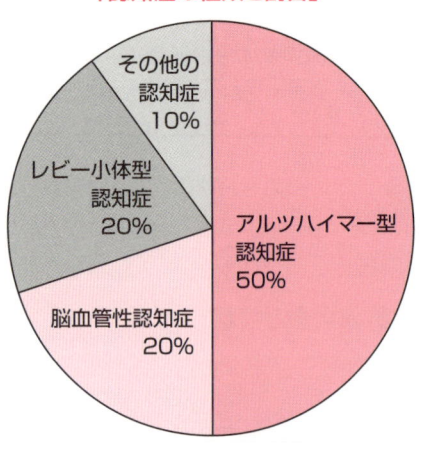

- アルツハイマー型認知症 50%
- 脳血管性認知症 20%
- レビー小体型認知症 20%
- その他の認知症 10%

※上記の割合は調査のタイミングや状況により異なります。
※認知症の原因疾患は、高齢者ではアルツハイマー型認知症が1位ですが、若年性認知症の場合は1位が脳血管性認知症で40％を占めています。(厚生労働省統計)。認知症は高齢者だけの病気ではありません。

　アルツハイマー型認知症、脳血管性認知症、レビー小体型認知症の3つで三大認知症といいます。前頭側頭型認知症（ピック病）を加え四大認知症と言うこともあります。

■認知症はどのように診断されるのか

　認知症が疑われるとき、よく知られているものに長谷川式認知症スケールがあります。これは質問形式のテストになり、得点が低いと認知症が疑われるわけですが、これだけで診断されることはありません。診断するためには脳の検査をします。画像や血流量を検査することで認知症の種類がわかるのです。
　X－CTやMRIなどの画像検査では、脳の萎縮が見つけられるので、アルツハイマー型認知症とピック病の診断ができますし、脳梗

塞や脳出血などの病巣も見つけられるので脳血管性認知症の診断もできます。けれども、そのような所見の見られないレビー小体型認知症は診断できません。レビー小体型認知症を診断するには脳血流SPECTを用います。血流量の少ない部位を画像（色）で見ることができます。SPECTによって、レビー小体型認知症かアルツハイマー型認知症かの判断もできます。

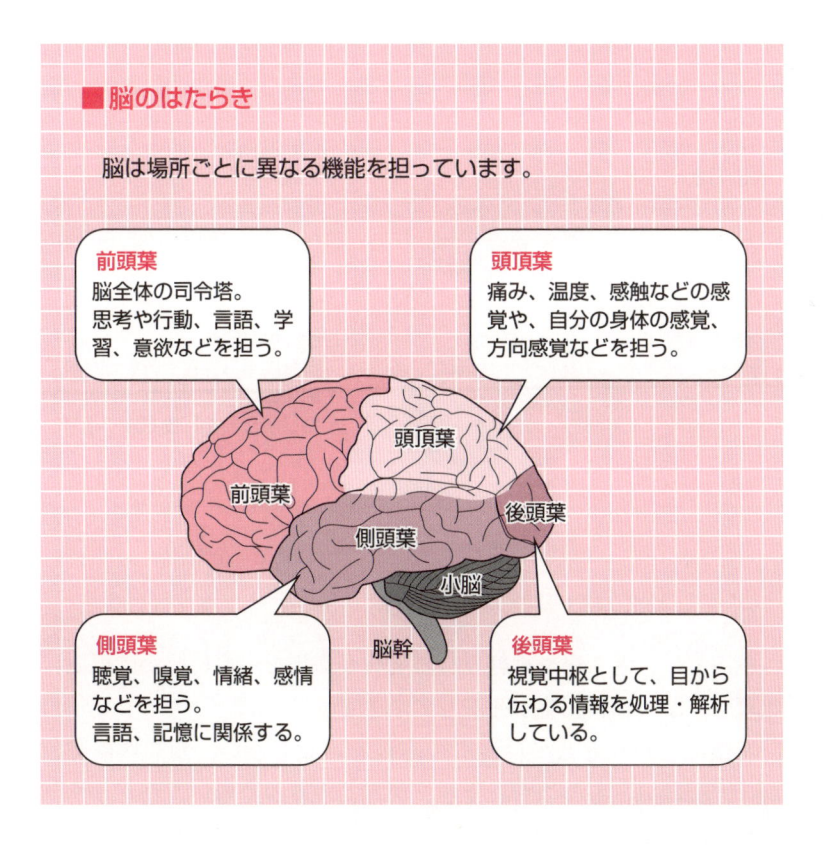

■ 脳のはたらき

脳は場所ごとに異なる機能を担っています。

前頭葉
脳全体の司令塔。
思考や行動、言語、学習、意欲などを担う。

頭頂葉
痛み、温度、感触などの感覚や、自分の身体の感覚、方向感覚などを担う。

側頭葉
聴覚、嗅覚、情緒、感情などを担う。
言語、記憶に関係する。

後頭葉
視覚中枢として、目から伝わる情報を処理・解析している。

「認知症の原因となるそれぞれの病気で血流の低下が見られる部位」

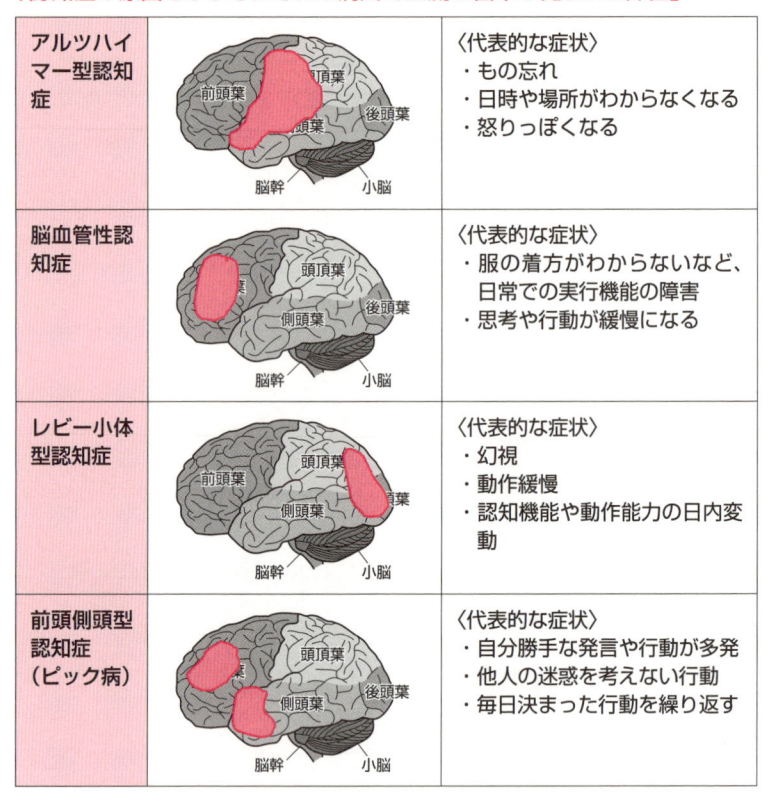

アルツハイマー型認知症		〈代表的な症状〉 ・もの忘れ ・日時や場所がわからなくなる ・怒りっぽくなる
脳血管性認知症		〈代表的な症状〉 ・服の着方がわからないなど、日常での実行機能の障害 ・思考や行動が緩慢になる
レビー小体型認知症		〈代表的な症状〉 ・幻視 ・動作緩慢 ・認知機能や動作能力の日内変動
前頭側頭型認知症（ピック病）		〈代表的な症状〉 ・自分勝手な発言や行動が多発 ・他人の迷惑を考えない行動 ・毎日決まった行動を繰り返す

①アルツハイマー型認知症

　脳内では、老人斑や神経原線維変化が海馬を中心に脳の広範囲に出現し、脳の神経細胞が死滅していきます。

　特徴的な症状としては、もの忘れを自覚しない、認知機能障害（もの忘れ等）、もの盗られ妄想、徘徊、取りつくろい、などがあります。

②脳血管性認知症

　脳内では、脳梗塞、脳出血などが原因で、脳の血液循環が悪くなり、脳の一部が壊死（えし）しています。

　特徴的な症状は、初期はもの忘れを自覚している、認知機能障害（まだら認知症）、手足のしびれや麻痺、感情のコントロールがうまくできない、などがあります。

③レビー小体型認知症

　脳内では、レビーという特殊なものができることで脳の神経細胞が死滅してしまいます。

　特徴的な症状は、初期はもの忘れを自覚している、認知機能障害（注意力・視覚等）、認知の変動、幻視・妄想、うつ状態、パーキンソン症状、睡眠時の異常言動、悪夢を見る、自律神経症状などがあります。

④ピック病（前頭側頭型認知症）

　脳内では、原因ははっきりとはわかりませんが、大脳の前頭葉・側頭葉の神経細胞が壊れていきます。

　特徴的な症状は、初期では記憶力は保たれる、感情鈍麻（どんま）（にぶくなること）、自己中心的行動、万引きや痴漢などの軽犯罪や反社会的行為、常同行動（毎日同じ道順で散歩をしたり、同じものを食べたり、といった強いこだわりを持つ）、などがあります。

「代表的な認知症　四大認知症の比較」

	アルツハイマー型認知症	脳血管性認知症	レビー小体型認知症	前頭側頭型認知症（ピック病）
画像診断	海馬を中心に萎縮がみられる	梗塞巣など脳が壊死したところを確認できる	脳の萎縮は見られないことが多い	前頭葉・側頭葉に限局した強い萎縮が見られる
男女比	女性に多い	男性に多い	男性にやや多い	男女差なし 若年層での発症が多い
初期症状	もの忘れ	もの忘れ	幻視	人格変化
経過	穏やかに発症し、ゆっくり進行する	急性に発症し、段階的に進行する	調子の良いとき悪いときを繰り返しながら段階的に進行する	アルツハイマーよりは早いが、年単位で進行する

❷ 認知症の治療方法（進行予防）

　認知症は完全に治すことはできませんが、適切な治療によって症状の進行を遅らせることが可能です。治療には医師が処方する薬による「薬物療法」のほかに、リハビリテーションや心理療法などの治療を目的とした専門職などとのかかわりによる「非薬物療法」や家族や介護従事者が日々行っている「介護」があります。

　それぞれがバラバラではなく、連携し協力しあうことで最大の治療効果が発揮できると思われます。それぞれが重要な柱の1本を担っていると理解しましょう。

| 薬物療法 | 認知症の種類に応じた薬を処方し、症状を改善します。治療薬には、「認知機能を改善する薬」と「行動・心理症状を改善する薬」があり、それらを症状に応じて処方します。 |

＋

| 非薬物療法 | リハビリテーションなどで動作能力を維持するほか、回想法や音楽療法などの心理社会的療法により脳を活性化し、生活する力の維持を図ります。 |

＋

| 介護（ケア） | 間違ったかかわり方をすることによって、症状が悪化することがよくあります。逆に言うと、正しいかかわり方をすることで症状の進行を遅らせることができるのですから、介護者は正しい知識を持ち、正しいかかわり方を学びましょう。 |

3 薬物療法の実際

　残念ながらいまのところ、認知症そのものを完治させる薬はありません。しかし、アルツハイマー型認知症やレビー小体型認知症の認知機能の低下には、認知症治療薬が使用されます。最近は認知症治療薬の種類が増え、治療の選択肢が広がっています。

①アルツハイマー型認知症の治療薬

　アルツハイマー型認知症の人の脳内では、記憶と学習に関係する神経伝達物質「アセチルコリン」が減少しているため、神経管の伝達が悪くなっています。また、「グルタミン酸」という興奮性の神経伝達物質が増えて、NMDA受容体が持続的に活性化されることで記憶の障害が起きると考えられています。

アセチルコリンエステラーゼ阻害薬 ・ドネペジル塩酸塩 ・ガランタミン ・リバスチグミン	脳内のアセチルコリンの分解を抑えて量を増やし神経伝達をスムーズにする
NMDA型グルタミン酸受容体拮抗薬 ・メマンチン塩酸塩	グルタミン酸が結合しないようNMDA（N-methyl-D-aspartate）に蓋をする働きを有する

　この薬を服用することで一定期間アルツハイマー型認知症の認知機能障害の進行を遅らせることができます。

■改善が期待される症状・状態

・落ち着きが見られ、物の置き忘れが減少する。
・意思の疎通がよくなる、話の理解がよくなる。
・手順・段取りを整えることができるようになる。
・思い出すまでの時間が短くなる。
・家族を他人と間違えることが減る。

など

　現在、アルツハイマー型認知症の抗認知症薬は以下の種類があります。
　製品名、一般名、適用、剤形、他剤との併用、副作用についてまとめていますので、内容を押さえておきましょう。

第1編　認知症の基礎知識編

製品名	一般名	適用	剤形	他剤との併用	主な副作用
アリセプト	ドネペジル塩酸塩	軽度〜高度	錠剤、細粒、ゼリー剤	メマリーとの併用可	吐き気、嘔吐、下痢
レミニール	ガランタミン	軽度〜中度	錠剤、液剤	メマリーとの併用可	吐き気、嘔吐、下痢
リバスタッチ イクセロン	リバスチグミン	軽度〜中度	貼り薬	メマリーとの併用可	かぶれ、かゆみ
メマリー	メマンチン塩酸塩	中度〜高度	錠剤	他剤との併用可	めまい、頭痛、便秘

　現在は、軽度から高度まですべての段階の認知症に合わせた投薬ができるようになりましたが、早期発見、早期治療が原則で、投薬のタイミングが早ければ早いほど効果的です。認知症に至っていないMCI（軽度認知障害）の段階も含めて、より早期に治療を開始することが望ましいと考えられています。

> **軽度認知障害　MCI　とは?**
>
> 　認知機能（記憶、決定、理由づけ、実行など）のうち一つの機能に問題が生じてはいるけれど、日常生活には支障がない状態のことです。以下がMCIの定義になります。
>
> 1. 記憶障害の訴えが本人または家族から認められている。
> 2. 日常生活動作は正常。
> 3. 全般的な認知機能は正常。
> 4. 年齢や教育レベルの影響のみでは説明できない記憶障害が存在する。
> 4. 認知症ではない。

MCIの原因となる原疾患を放置すると、認知機能の低下が続き、5年間で約50%の人は認知症へとステージが進行するといわれています。

MCIと診断されたからといって、認知症になることが確定したということではありません。認知機能の低下に対する適切な対策を行うことで、認知症を発症しないままでいられることもあります。

「認知症の程度」

	記憶	見当識	会話	日常生活
軽度	・最近の出来事をしばしば忘れる ・古い記憶は正常に保たれる	・軽度の見当識障害 ・年月日は不正確 ・場所や人物はだいたいわかる	・通常の日常会話は可能 ・複雑な内容の会話は困難	・趣味に関心を持たなくなる ・注意力が落ちる ・複雑な家事ができなくなる
中度	・最近の出来事の記憶が難しくなる	・かなりの見当識障害 ・年月日、時間がわからなくなる ・場所や人物が不正確になる	・通常の日常会話に支障が生じる ・複雑な内容の会話は極めて困難	・日常生活で誰かの出助けを要する ・しばしば失禁する
重度	・新しいことが全く記憶できない ・古い記憶もなくなっていく	・高度の失見当識 ・年月日、時間、場所、人物のすべてがわからない	・簡単な会話も困難になる	・日常生活で全面的な介助を要する ・常時失禁する

②レビー小体型認知症の治療薬

レビー小体型認知症は、認知症の症状が目立たないうちに精神症

状やパーキンソン症状を治療することで、その後の症状を抑えることができます。初期は、記憶障害はあまり見られないので、周囲の人がその他の症状・状態を知り、早めに気付くことができれば早期治療につなげることができます。

「レビー小体型認知症の初期症状」

・記憶障害はあまり目立たない。
・幻視（生き生きとした生き物が見える）
・パーキンソン症状（動作緩慢、筋強剛、小刻み歩行、姿勢反射障害など）
・認知・意識の変容（ぼーっとしている、急に怒り出すもしばらくすると何事もなかったように穏やかになるなど）
・レム睡眠行動障害（大声で寝言を言う、悪夢を見るなど）
・抑うつ（一点を見つめて動かない、無気力など）
・自律神経症状（ふらつき、便秘など）

レビー小体型認知症は多彩な症状が出現する病気です。そのため、軽減・緩和させたい症状に優先順位をつけて処方を行います。

一般的に、次の3つを必要に応じ用います。

・記憶障害に対する薬
・幻覚や妄想などの精神症状に対する薬
・パーキンソン症状に対する薬

記憶障害に対する薬はアルツハイマー型認知症と同じになります。その他の精神症状やパーキンソン症状に対する薬は以下の種類があります。

症状	製品名	一般名
幻視・妄想	抑肝散	抑肝散
	セロクエル	クエチアピン
	リスパダール	リスペリドン
パーキンソン病	メネシット マドパー ネオドパストン	レボドパ
	ペルマックス	ペルゴリドメシル
うつ	パキシル	パロキセチン
	デプロメール ルボックス	フルボキサミン
不安 ※抗不安薬については極力使用を控える	デパス	エチゾラム
	ワイパックス	ロラゼパム
レム睡眠行動障害	ロゼレム	ラメルテオン
	リボトリール	クロナゼパム
	ランドセン	
不眠	レンドルミン	ブロチゾラム
	アモバン	ゾピクロン
	リスミー	リルマザホン
	マイスリー	ゾルピデム
起立性低血圧	メトリジン	ミドドリン
	ジルデルゴット	ジヒドロエルゴタミンメシル
頻尿	ベシケア	コハク酸ソリフェナシン
	デトルシトール	酒石酸トルデロジン

（注）上記が治療に使われるすべての薬ではありません。

③投薬の注意点

(a) レビー小体型認知症

　レビー小体型認知症は薬に対する反応が過敏で、被刺激性が高く副作用が出やすいので、投薬により病状が悪化することもあります。しかし、言いかえれば、劇的に効果をあげることができるともいえるのです。レビー小体型認知症の治療では適切な投薬投与量を見つけることが重要です。

■**レビー小体型認知症の薬に対する過敏性**

　過敏性とは通常の服用量でもさまざまな副作用が出ることをいいます。特に、抗精神薬に対する過敏性があります。

　たとえば市販の胃腸薬や風邪薬で具合が悪くなることもあります。薬が効きすぎて動けなくなったり食べられなくなったり、あるいはパーキンソン症状が悪化したり、逆に効きすぎて幻視・妄想・幻聴などの精神症状の増悪が認められます。

(b) 脳血管性認知症に対する薬物療法

　脳梗塞や脳卒中が原因で起こる脳血管性認知症は、原因となる疾患を治療すれば、症状の進行を遅らせることができます。
　これら原因疾患の背後には、高血圧、糖尿病、脂質異常症などがありますので、それぞれの疾患に合わせた治療が行われることになります。脳血管性認知症は、症状が現れたあとに薬物療法を行っても認知機能障害への効果はあまり期待できませんので、脳血管障害を予防することが重要です。

(c) 前頭側頭型認知症（ピック病）に対する治療

　残念ながら、ピック病を完全に治したり、進行を遅らせる薬はありません。社会生活上、迷惑となるような行動がみられた場合、生活環境を調整したり、場合によっては短期入院することで、その行動を社会的に許容できる行動へ変化させることがあります。

　ピック病は初期のうちから常同行動（毎日決まった時間に決まった行為をするなど）や周囲への配慮に欠けた行動（反社会的行為など）が多く見られます。それを制止しようとすると興奮したり暴力をふるうことなどもあるため、比較的早期から精神科の専門病院などへの入院を余儀なくされるケースもあります。

　最近では高血圧、糖尿病、脂質異常症など生活習慣病の人は、アルツハイマー型認知症になりやすく、さらに進行も早いといわれており、アルツハイマー型認知症と生活習慣病の関係が注目されています。
　また、生活習慣病の原因でもある乱れた食生活や喫煙などは脳血管性認知症の原因になります。そのため、食生活を中心とした生活習慣の見直しは、発症を防いだり、進行を遅らせるためにとても重要なことです。

4　治療が可能な認知症

　認知症の症状があっても、原因疾患を早期に発見することで症状の改善や根本的な治療が可能な場合があります。

病名	原因	治療
正常圧水頭症	脳脊髄液が脳室に過剰にたまり、脳を圧迫する	シャント手術　など
慢性硬膜下血腫	頭をぶつけたりしたときに頭蓋骨と脳の間に血の固まりができ、それが脳を圧迫する	穿頭血腫除去術　など
甲状腺機能低下症	甲状腺ホルモンの低下	甲状腺ホルモンの投薬（経口薬）

　その他、脳腫瘍、ビタミンB_{12}欠乏症、サイアミン欠乏症（ビタミンB_1の欠乏）、肝性脳症、透析脳症、低酸素症、薬物やアルコールに関連するものなどがあります。

5　非薬物療法

　非薬物療法には、リハビリテーション、心理社会的療法などがあります。
　リハビリテーションは、食事、排泄、入浴、着替えなどの日常生活を行うための身体的・精神的機能を高めるために行われます。

「リハビリテーションの種類」

理学療法	筋力強化、バランス訓練、関節可動域訓練　など
作業療法	家事・家庭内役割作業、手芸工作、趣味活動　など

　心理社会的療法は、認知機能や精神・行動症状、感情、包括的なQOL（生活の質）の向上を目的としています。

■ **非薬物療法**

回想法、リアリティーオリエンテーション、音楽療法、レクリエーション療法、園芸療法、演芸療法、ダンス、散歩、各種体操（ラジオ体操、リズム体操、民謡体操、ストレッチ体操）などがあります。

⑥ 環境の整備、介護者への教育・指導など

　実際の介護においては、認知機能障害よりも周辺症状への対応がより大変であるため、認知機能障害の治療と同様に、周辺症状の治療も重要です。周辺症状に対しても、認知症治療薬や漢方薬の抑肝散などが使用されます。これだけでは症状が改善されない場合は、抗うつ薬、抗不安薬、睡眠薬などを慎重に用います。

　認知症高齢者を介護していくうえでの目標は、認知症高齢者の人間として尊厳のある生活を維持していくことです。問題行動が抗精神薬で穏やかにコントロールされた状態ではなく、少々落ち着きがなく騒がしい状態でも家族や友人と会話するなどして、認知症高齢者が表情豊かで元気に過ごすことを大切にしていただきたいと考えます。そのためには、周囲の人も認知症に対する理解を深め、気持ちにゆとりをもって認知症の人に接することができるように努めていきましょう。

　認知症は適切な治療によって進行を遅らせることができます。まず、ご家族や介護者の方が認知症を正しく理解し、誤解することなく向き合うことが大切です。また、最近は治療薬の選択肢が増えたことで、治療環境も改善されつつあります。

4 認知症のケア
～どう付き合いどう対応するか～

この単元では疾患別に認知症ケアの実際と周囲の人が認知症の方とどのように付き合い、実際に対応していけばよいのかを考えていきましょう。

1 認知症の人に接する基本的な対応

認知症の人は、体験したことを忘れてしまうため、生活に連続性が見えにくくなってしまいます。みなさんは、映画を途中から観たためにストーリーがよくわからないといった経験をしたことはありませんか。それと似ていると思います。

連続性が見えにくくなることで、自分と周囲の関係もうまく理解できず、自分の周りで起こっていることがわからず、不安な気持ちに陥ったり混乱したりするのです。

基本的な対応としては、次のようなイメージです。

対応	ポイント
本人のペースに合わせましょう 　介護する側とされる側では時間の流れが違います。	ひと呼吸待つ
根気よく繰り返し答えましょう 　認知症の人の言動はわざとではありませんし、からかっているわけでもないのです。	環境を変える 5割聞き流す
一度に伝えるのは一つのことだけにしましょう 　一度のたくさんの情報を伝えても頭に入らず、焦りや不安を生むことになります。 　「ここに来て座って」と言うのではなく、「ここに来て」と呼んで、来たら「座ってください」と伝えましょう。	言葉を分割する

話すだけでなく書いてみましょう。 　認知症の人は言葉で伝えるだけでは覚え続けていることが難しいのです。トイレに「トイレや便所」と貼り紙をして場所を知らせたり、電話の短縮ダイヤルに「ここを押す」と書いたりする工夫をしてみましょう。	張り紙をする
感情は伝わることを忘れてはいけません。 　認知症の人は物事を認識する機能は低下しますが、感情はしっかりと機能していることが多いのです。目の前で見たことや聞いたことはすぐに忘れてしまっていても、そこに働いた感情は心の中に残っています。たとえば、自分に嫌なことをした介護施設職員のことは覚えていて避けることもあります。	自分を知ってコントロールする 慣れる 適度に距離を置く
「あなたのことを気にかけていますよ」ということをきちんと表現しましょう 　「安心してください」「あなたのことを気にかけています」という心の言葉を、どうしたら伝えられるか、どうしたら届くのか、考え続けましょう。	寄り添う 背中をさするなどのボディタッチ お茶で一服する

「嘘をつくにはわけがある」

　もの忘れを人に指摘されて悲しいやら、恥ずかしいやら、情けないやら…なかったことにしたいと思ったことはありませんか。

　認知症の人が何度も同じことを言うのにはわけがあるのです。
忘れて不安になり、不安を解消したいから、また聞くのです。

　怒りっぽいのにはわけがあるのです。
早口で話されたり、一度に多くのことを言われると混乱し、そんな自分に腹が立ってしまうのです。

　物盗られ妄想にはわけがあるのです。
他人を疑う気持ちなんて持ちたくないのです。抱えている大きな不安をうまく表現できないだけです。居場所や役割がなくなる不安も原因になります。

　夕方に帰ると言い出すのにはわけがあるのです。
トワイライトシンドローム（夕暮れ症候群）と言われるものです。夕方は人がそわそわして落ち着かなくなる時間帯なのです。

物を集めるのにはわけがあるのです。
　昔、空き巣に入られた経験がある人もいます。人の気を引くために物を収集する人もいます。寂しさや不安からかもしれません。なぜ物を集めるのかの原因を探してみてください。

■妄想が生まれるメカニズムの一例

たとえば、普段面倒を見てくれているお嫁さんに対し、「私の財布、盗ったわね！」というまでの心の動きを見ていきましょう。

1. 普段、家事や身の回りのことを全部お嫁さんがしている。つまり、一方通行の関係性（一方的にお嫁さんから介護を受けている状態）。

　↓

2. 「すまないね、すまないねぇ」と、最初は感謝している。

　↓

3. 感謝し過ぎて気兼ねしてしまう。自分が迷惑を掛けていると思うようになってしまう。

　↓

4. お嫁さんだけでなく、その他の人からも、自分は要らないと思われているのではないかと疑念が湧くようになる。

　↓

5. 相手に迷惑をかけるだけの存在から脱却したいと考え、相手から迷惑をかけられている存在になれないものか、（本能的に、あるいは、自己防衛として）考えるようになる。

　↓

6. 考えた結果、いくつか選択肢が生まれる中で、お嫁さんが自分に泥棒を働いているという話を選ぶ。

　↓

7. その話が現実に起こっていると思う。錯覚する。

　↓

8. 妄想が出現する

「嫁が盗った」「迷惑をかけられているのは私のほうだ！」
解決方法は多くありますが、たとえば、本人から取り上げてしまった役割（家事や仕事）を本人に返すだけで妄想が収まることもあります。よかれと思っていても、一方通行の介護は妄想を生む原因になるわけです。本人も誰かの役に立ちたいと思っていることを忘れないでください。

2 疾患別の対応

①アルツハイマー型認知症への対応例

既に学んだとおり、もの忘れなどの中核症状には薬が使われますが、周辺症状に対しては家族や周囲の人の対応や生活環境、身体疾患の有無などが大きく影響すると言われています。

記憶障害による「取り繕い」などは、問われたことに対し「知らない」「わからない」と言いたくないと思っていたり、相手によく思われたいという気持ちが働いているためなのかもしれません。

だから、「それは間違っているでしょう」などと否定してしまうと、本人は理解できず非難されたと不快感が残ったり、否定されたと悲しい気持ちになったりします。

ですから、そのようなときは、本人に合わせて「そうだね」と共感することで気持ちを落ち着かせてあげてください。

②レビー小体型認知症への対応例

レビー小体型認知症の人に特徴的な「幻視」は、被害妄想とは違って、実際にはいない人や動物がはっきり見えます。落ちている小さなゴミが虫になって動き出すのを払い落そうとしたり、家の中に

現れた見知らぬ人に話しかけたりします。見間違える可能性のあるものを見える所に置かないようにしてください。

レビー小体型認知症の人に特徴的な妄想の一つに「替え玉妄想」があります。これは、いま目の前にいる自分の家族が実は偽者で、本当の妻や娘はどこか別のところにいると主張するものです。レビー小体型認知症の人たちは、幻視により自分の家の中に見知らぬ人や既に亡くなった人が出現するのを経験しています。目の前にいる人が本当に自分の家族なのか、疑心暗鬼になることがあっても不思議はありません。

そういった場合は、一緒に幻視として現われている対象物の所に行って触ってもらうようにします。触れないとわかると幻視が消えることがあります。

幻視は、記憶障害などの中核症状が引き金となって生じる周辺症状ではなく、それ自体が中核症状とも言えるものです。周囲の人の対応が悪いために生じているわけではありませんが、逆に上手に対応することで、幻視が消えることもあるようです。認知症の人が見ている幻視や幻覚を頭から否定しないで、ある程度楽しみながら付き合うというのも一つの対処法です。

③ 脳血管性認知症への対応例

脳梗塞や脳出血によって手足に麻痺が残ったり、しゃべりにくくなったり（失語症や構音障害）した場合は、その状態を改善するリハビリテーションを行います。記憶については、まだらで、よく覚えていることとほとんど覚えていないことの差が大きいので、自身も周囲も認知症だとは気が付かない場合もあります。脳血管性認知症では、動きにくさやしゃべりにくさはありますが、人格は保たれており、話の理解もできますから、周囲の誰かの何気ない一言が付けてしまうこともあります。本人の人格を尊重し、ていねいに対応してください。

※失語症：大脳言語野に障害が起きたことにより、理解や発語が困難になる。
※構音障害：口腔機能等の障害により音が正しく出せない状態。理解は正常。

④ ピック病への対応例

　ピック病は、記憶障害よりも先に常同行動（同じことを繰り返す）や反社会的行動（万引きなど）が見られます。初期には記憶は比較的よく保たれており、デイケアなどを利用することで、決まったプログラムやスケジュールを覚えることができます。また、運動や知覚も保たれているので、ゲームやカラオケなど体で覚えるような記憶を使うことができ、それによって行動・心理症状が軽減される場合もあります。デイケアなどの利用により生活リズムを整え、それまでの「不適切（困った）常同行動」を軌道修正し、「より適した（良い）常同行動」に変えることが可能です。
　指示をしたり、行動を遮るようなことをすると興奮することもあるので、そうならないように配慮しながら対応してください。

🍃 パーソン・センタード・ケア〜認知症の人との関わり方を考える〜

　イギリスのトム・キットウッド氏が「パーソン・センタード・ケア」という考えを提唱しました。この章の最初にも少し記載しましたが、もう少し詳しく説明します。
　パーソン・センタード・ケアとは、認知症を持つ人を一人の「人」として尊重し、その人の視点や立場に立って理解し、ケアを行おうとする認知症ケアの考え方のことです。
　認知症ケアの目標は、清潔や安全であることだけではありません。認知症がある場合は、一人ひとり異なる認知機能や健康の状態、性格、人生歴、周囲の人間関係など、その人の個別性を踏まえ、また関わりを通して、その人が今どのような体験をし、どう感じているか、周囲の人が理解し支えようとすることが大切なのです。

第1編　認知症の基礎知識編

■ 尊重するとは？

　認知症の人には、具体的にどのように対応したら「尊重」したことになるのでしょうか。難しく考えないでください。自分が他人からされて嫌なことをしない、他人から言われて嫌なことを言わないことです。それだけで、ケアや介護がかなりよい方向へ変わると思います。

認知症の人もみなさんも感じることは同じです。
・冷たくされるより、優しくされた方が嬉しいのです。
・けなされるより、褒められる方が嬉しいのです。
・怒った顔より笑った顔が好きです。
・何もしないより、何か役に立っている方が嬉しいのです。
・無表情な自分より、笑顔の自分が好きです。
・自分も誰かを笑顔にしたいのです。
・自分も誰かに「ありがとう」を言いたいのです。「ありがとう」の一言はお互いが嬉しい気持ちになります。

■ 認知症の人の「思い」を考える（認知症の人の願い）

　認知症の人たちは、実はたとえば、次のような気持ちを持っています。介護者が表面には出てこない思いをいかに読みとることができるかがケアのポイントです。
・私は多くのことを忘れてしまいますが「気持ちいい」「心地よい」「楽しい」という気持ちはあるので、不快になる言動はやめてください。
・私は自分の気持ちを上手に伝えることができないので、表情や態度をよく観察して私の気持ちを察してください。

67

- 私は忘れてしまっていることを人に知られたくないので、時々作り話をしてしまいます。でも、嘘をつきたいわけではないのです。
- 私は上から見下ろされると恐怖を感じます。だから、同じ目線の高さで話してください。
- 私はあなたにさっき会ったことも忘れてしまいます。そんな私を怒るけど、なぜ怒っているのかもわかりません。だから私に会う時はいつも笑顔でいてください。
- 私はいま聞いたことや話したことをすぐに忘れてしまうので、何度も同じことを聞き返したりします。でも、「しつこい」と思わず何度も答えてください。
- 私は、過去の世界が突然よみがえることがあります。それを否定されると自分の人生を否定されたようで悲しくなります。だから、その世界に付き合ってもらえると、とても安心できます。
- 私にも人生の歴史があります。それをわかってくれると、私の言動の意味がわかるかもしれません。
- いつも一緒にいる人・顔なじみの人がいると安心できます。私にも好きな人・嫌いな人がいることを知っていてください。
- 私は難しい話をまとめることができません。だから、簡単な言葉や短い文章で話してください。
- 私は言葉だけではわからないことがあります。身ぶり・手ぶりで見本を見せてください。
- 私は言葉で表現することができないので、自分の体調不良も訴えられません。だから、私の健康状態を代わりに管理してください。
- 私は便意や尿意を感じると落ち着かなくなったり不機嫌になったりします。そんな時は、便秘などを疑ってください。
- 私は環境が変わると、ここがどこなのかわからなくなり混乱します。できるだけ、同じ場所で生活することを望みます。
- 私は時々幻覚や妄想があります。でも、誰も信じてくれません。そんな時、ムキになって怒ったり間違いを指摘されたりすると、私には不満や不信しか残りません。

- 私は、記憶は忘れても身体を動かすことはできます。簡単な作業ならできることもあります。
- 私の生活歴の中でやってきたことは、いまでもできることがあります。
- 昔の趣味などを行うと、私の動きはよくなります。
- 私は毎日繰り返すことで、忘れていた道具の使い方を思い出すことがあります。

キットウッドの花

認知症を持つ人の心のケアに特に重要とされるのは、一人の人として無条件に尊重されることを中心として、共にあること、くつろぎ、自分らしさ、結びつき、たずさわることなどです。それらの関係性をトム・キットウッド氏は花の絵で表しています。

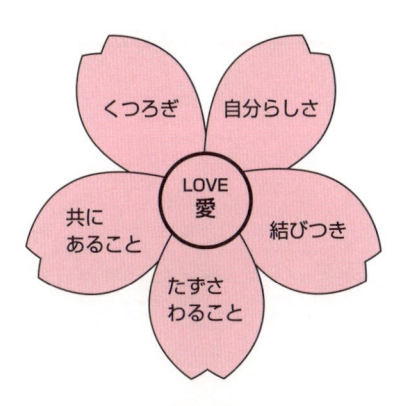

花びら：くつろぎ、自分らしさ、結びつき、たずさわること、共にあること
中心：LOVE 愛

周囲の人が心にゆとりを持ち、適切に関わることで、認知症であってもその人らしい豊かな生活を送ることができるようになるのです。

第2章

認知症予防の基礎知識

1 認知症は予防できるか？

　第1章では、認知症予防食生活支援指導員として活躍する上で土台となる急増する認知症に関する基礎知識を学習しました。近年新たな対応施策として注目を集めているのが「認知症予防」です。ここでは「初期段階からの予防支援」「発症する前の予防」の基本について勉強を進めましょう。

1 もの忘れと認知症

　「あの俳優の顔は覚えているのだけれど、名前が出てこない…。最近、年のせいでもの忘れが激しい…」、そんな言葉を耳にすることがあります。

　年齢を重ねるとともに体力や身体機能が低下するのと同様に、脳の機能も低下していきます。その一つの現象が「**もの忘れ**」です。記憶力が低下することで、「もの忘れ」という結果が引き起こされます。脳の記憶力は、二十代をピークに低下していくと言われています。高齢者ともなれば、「もの忘れ」があるのは仕方がないことであり、誰もがそうなる自然の摂理であると考えてしまう傾向が、ともすると次のような思い込みに結びついているのかもしれません。

- 「誰しも年を取れば忘れやすくなる」
- 「認知症は老化現象の一つであり、やむを得ないものだ」
  だから、「認知症は治るものではない」

　加齢に伴うもの忘れ（健忘）は、脳の老化による能力低下が原因で引き起こされます。名前が喉（のど）まで出かかっているが出てこないといった「ど忘れ」や理解が遅くなるのは脳の働きが低下したことが原因です。しかし、その低下は軽度であり、生活に大きな支障をきたすことはありません。

第1編　認知症の基礎知識編

　一方で、認知症は端的に言うと、脳の病的変化により、知的能力（認知機能）が損なわれてしまうものです。ひどいもの忘れや理解の低下が症状として現れます。認知症になると、たとえば、食事をとった直後にもかかわらず「お昼ご飯はまだですか？」と質問をするなど、体験そのものをすっかり忘れてしまったり、親しい人の顔や時間、日にちなどを理解することができなくなったりします。

　このような記憶障害に加えて、注意機能、思考機能、言語機能、視空間認知機能などの認知機能が、多面的に低下していくのです。
　注意機能とは、ある物事に意識を払い、それを一定の時間維持し続ける能力のことです。思考機能とは、日常生活の中での行動（複雑な判断をする、目標を設定する、計画をするなど）を管理する能力のことです。言語機能とは、考えや思いを言葉にし、他者へ伝える能力のことです。また、視空間認知機能とは、空間を見て何がどのような状態になっているかを理解したり、平面の地図や絵を見て立体的にイメージしたりする能力のことです。これらの能力の低下は日常生活に支障をきたし、時に自立した生活が困難になってくる場合があるのです。

「健忘と認知症」

	健忘	認知症
どのようなことを忘れるか	自分自身が体験したことの「一部」を忘れてしまう。 ・「お昼ご飯のおかずは卵焼きと、何だったかな？」（食べたこと自体は覚えている）	自分自身が体験したことの「すべて」を忘れてしまう ・「お昼ご飯はまだですかね？」（食べたこと自体を忘れてしまっている）
進行程度	加齢とともにゆっくりと進んでいく	病気の進行に伴い悪化する

73

生活への影響	日々生きていくうえで大きな問題ではない ・忘れてしまうことに多少の不便さは感じるが生活そのものに影響はない ・メモを取るなどの方法で対処していく	日々生きていくうえで問題となる。時に周囲の人を巻き込み、生活のしづらさが顕著となる ・認知症になる前のような生活ができなくなる ・周囲の人々との摩擦などが生じ、人間関係に支障をきたすこともある

2 認知症は病気であることを再認識する

　既に説明してきたように加齢による「健忘」とは異なり、認知症は病気です。「年をとったら誰もが忘れやすくなる」と思い込み、もの忘れの症状が出てきていても、適切な対応をとらずあきらめてしまう人が多いのかもしれません。私たちはこのことを再確認する必要があります。「病気」である以上、一部は治療できるものもあります。

　一方認知症予防とは、**私たちの生活から病気である認知症を可能な限り遠ざけるための取組み**と言うことができます。そして、近年、認知症には、予防が大変有効であることがわかってきているのです。

認知症に対する考え方の変化

今の考え	昔の考え
・病気である ・予防ができる ・治療ができる ・専門医に相談できる	・年をとれば仕方がない ・予防薬はないので防げない ・治らないので治療は必要ない ・他人には言うものではない

3 アルツハイマー型認知症と脳血管性認知症の予防策

　第1章で学習した内容と関連しますが、現在、認知症の原因疾患の大部分は、アルツハイマー型認知症と脳血管性認知症で占められています。

　脳血管性認知症は、脳出血やくも膜下出血、脳梗塞などの脳血管障害の後遺症として起こるため、脳血管障害の発症を予防することが、脳血管性認知症の予防策であるといえます。

　アルツハイマー型認知症は、その原因が徐々に明らかになってきています。脳血管性認知症と同様に、高血圧症などを含むメタボリックシンドロームの患者に発症のリスクが高いとも言われています。メタボリックシンドロームの予防は、アルツハイマー型認知症へのリスク軽減のための予防策であると言えます。

　認知症を引き起こす代表的な疾患の予防について触れましたが、脳血管障害、メタボリックシンドロームなどが発症リスクであることを考えると、それらの疾患と私たちの生活様式（ライフスタイル）との関連は非常に強いことが明らかです。

　認知症を予防するには、難しい医療に関する知識が必要なわけでなく、私たちの生活様式（ライフスタイル）を見直すことが大切です。それにより、認知症を遠ざけることができれば、幸いなことです。つまり、実は「**生活様式（ライフスタイル）の見直し**」こそが、認知症予防の大きな手がかりであり、非常に大切なキーワードと言えるのです。

4 認知症と生活様式（ライフスタイル）について

　では、「生活様式（ライフスタイル）」とは具体的にどのようなことを指すのでしょうか。ここで「生活様式（ライフスタイル）」という場合、主として認知症の発症に影響を及ぼすとされている、下記に示す事項に特化して考えていきます。

① 運動

　運動習慣と認知症（アルツハイマー型認知症）の発症率についての研究報告では、30分程度のウォーキングを毎日続けている人とまったく運動をしない人とでは、毎日運動を行っている人の認知症発症率が$\frac{1}{2}$に軽減されることが明らかとなりました。重要なのはウォーキングや水泳など、瞬時ではなくある程度の時間をかけて行う運動、つまり、有酸素運動を日常的に行うことです。有酸素運動は全身の血行を高め、脳の働きも活性化します。また有酸素運動は生活習慣病の予防にも効果的です。体を動かすことから自分自身の生活様式を見直してみてください。

② 栄養など

　認知症予防のために、わたしたちの生活様式（ライフスタイル）を再考する際、もっとも取り組みやすく、また、予防に効果的であるといわれるのが栄養、つまり、食事の見直しです。詳しくは第2編で学びますが、肉ばかりでなく、魚や野菜を積極的に食べ、ポリフェノールの含まれた飲み物をとることなどが認知症を予防する食事のポイントとなります。

　魚や野菜をバランスよく日常の食事に取り入れ、偏りがないように献立を作ることが大切です。継続して取り組むことが重要です。

③ 睡眠

　睡眠を誘導するホルモンとしてメラトニンというものがあります。このメラトニンは、体内時計に関連し、夜間は大量に放出され、日中はあまり放出されません。このメラトニンは抗酸化物質でもあり、老化を引き起こす活性酸素の害を弱める働きもあります。アルツハイマー病になると、このメラトニンの分泌リズムが消失すると言われています。アルツハイマー型認知症の早期からの症状に睡眠障害が見られます。その理由として、メラトニンの分泌が消失し、1日を通してその分泌がないためであると言われています。夜間ぐっすりと眠ることは、メラトニンの分泌サイクルを守ることであり、適切な分泌サイクルを基調として深く快適な睡眠が形成されるのです。快適な睡眠はそれだけで認知症予防の活動となります。

　なお、安眠ホルモンであるメラトニンを夜間適切に分泌させるのに効果的なのは、就寝1時間程前に温かめのお湯にゆっくりとつかり、リラックスすることです。

　その他、日中の活動を適切に行うことで、適度な疲労感を持つことも夜間の安眠に必要なことです。規則正しい睡眠サイクル、つまり、メラトニンの分泌サイクルを守ることが認知症予防には大切です。

④ 知的活動

　認知症、特にアルツハイマー型認知症の発症予防には、本を読むなどの知的な生活習慣が関わっていることが報告されています。

　つまり、知的活動が高い人のアルツハイマー型認知症の発症危険性は、知的活動が低い人の発症率に比べ、半減するというのです。知的活動への取り組みを通じて、認知機能を刺激することでアルツハイマー型認知症の発症にかかわるアミロイドβタンパク質の蓄積を減退でき、それが発症を減少させる要因となるのです。また、日頃から知的活動に取り組むことで、脳の神経ネットワークが強化さ

れ、脳の活性化につながります。

> ### 🍃 デュアルタスク
>
> 　メモを取りながら電話をする、小さな子をあやしながら家事をする、このようなことを「デュアルタスク」と言います。つまり、二重課題のことです。私たちの生活の中には、何気なくしている行動にも、実は二つ以上の課題を同時並行でこなしているからこそ、うまくできていることがたくさんあります。一度に二つ、またはそれ以上の課題に取り組むデュアルタスクトレーニングは、認知力を低下させないための活動として注目されています。会話をしながらウォーキングを行う、会話をしながら野菜を切ったり、湯を沸かすなど料理をする、以上のように、二つの課題を同時にこなすトレーニングが脳の情報処理能力、遂行伝達能力の維持・向上につながると期待されています。

⑤社会的ネットワーク

　人は社会の中で他者と関わりながら生活しています。この社会経済活動そのものが刺激的活動であり知的活動であるとも言えます。人と関わりコミュニケーションを図ることは、楽しみを創出し、それは脳の活性化につながります。

　ときに、人との関わりが負担やストレスとなることもありますが、それらをいかに回避し負担を軽減するかを考えていくことは、それも知的な活動の一環であるとも言えるのではないでしょうか。人との関わり、社会との関わりを「社会的ネットワーク」と言います。

この社会的ネットワークと認知症、特にはアルツハイマー型認知症の発症には関係性があると報告されています。友人と電話をする、友人を訪ねる、友人が訪ねてくる、買い物等外出をする、以上のような日常的な行為が極端に少ない場合、それらの行為が多い場合に比べ、アルツハイマー型認知症発症率が高くなることが報告されています。

　人の欲求について理論を構築した心理学者アブラハム・マズローは、「生理的欲求」、「安全の欲求」の次に「所属の欲求」をあげています。つまり、人は、生理的欲求が満たされ、戦争状態や飢餓状態を回避したうえで、社会や人との関わりを求め、それらを満たしたうえで「自尊欲求」「自己実現」へと欲求を高めていくものであると示しています。

　知的活動や趣味活動が認知症の予防に効果を持つということを示してきましたが、それらは、予防活動であり自己実現に向けた取組みであるともいえます。そうであれば、余暇活動をより効率的に効果的に実施することは非常に大きな意味を持ちます。認知症予防を考えていくうえで、友人やサークル活動などへの「所属」、さまざまな人との交流を持つことが大切となってくるのではないでしょうか。

2 認知症の危険因子と生活習慣病

認知症を予防するためには、発症原因を理解しておく必要があります。発症原因である「危険因子」は複数あるとされていますが、特に、生活習慣病は高リスクとされています。生活習慣病の詳細についても学習していきましょう。

1 認知症の危険因子総論

「認知症」は病気であり、治療と予防が可能であることはこれまでに説明してきました。病気は発症する要因があると言われています。このことを**危険因子**といいます。

危険因子とは、実証を根拠として病気の発病に影響をもたらす可能性が高いと考えられる事柄・物事等のことです。

あくまで「可能性が高い」ということであり、直結するものではありません。しかしながら、その病気を治療し、予防するための手段を考えるうえでは、非常に有力な情報となることは間違いありません。

何が原因で病気が発症するのかわからないのであれば、私たちはそれを治療し、防ぐすべがありません。しかし、要因（危険因子）、つまり病気へのリスクが明確であれば、それを回避し、予防に向けた取り組みが可能となります。

認知症の危険因子を正しく理解し、予防の実践に活用することが大切です。

①二大因子は「遺伝」と「加齢」

認知症になる危険因子において、「遺伝」と「加齢」は二大因子と言えます。

第1編　認知症の基礎知識編

	アルツハイマー型認知症	脳血管型認知症
遺伝	・危険因子とは明言できない	・危険因子となりうる。 →高血圧症、高脂血症、糖尿病などは遺伝的素質が影響
加齢	・60歳、70歳、80歳代と年齢が増すにつれ、発症率が高まる	・血管の老化が脳血管性認知症を引き起こす疾病に大きく関わる

※遺伝と加齢が認知症の危険因子となりうることを理解する。

　「遺伝」や「加齢」は生命として避けることはできないものかもしれません。しかし、現在では遺伝子工学や医学の発展に伴い、これらの要因も軽減することが期待されています。

■長寿遺伝子

　遺伝子工学の分野において、「サーチュイン」という長寿遺伝子の研究が進められています。この遺伝子は、人が体内に持っている寿命に関わる遺伝子のことであり、アンチエイジング実現の可能性を秘めたものであるとして世界中の研究機関で注目されています。国立循環器病研究センター、京都大学、名古屋大学の共同研究グループがこの「サーチュイン」を脳内で活性化させることで、脳血管性認知症の予防ができることを明らかにし、米国医学誌に発表しました。この取り組みは、認知症の予防、危険因子の軽減の実現化に向け期待されています。

②その他の危険因子

　ここでは、上記の二大因子の他に考えられているその他の危険因子について、アルツハイマー型認知症と脳血管性認知症を中心に詳しく見ていきたいと思います。

●危険因子1．性別

　アルツハイマー型認知症においては、男性よりも女性のほうが罹患しやすいとされています。原因は明確ではありませんが、平均寿命が男性より女性の方が高いことを差し引いても、女性の罹患率が高いということは、遺伝子レベルで女性に何らかのリスクがあると言われています。

　いっぽうで、脳血管性認知症においては、その原因の一つである脳梗塞には、男性のほうが罹患する確率が高いと言われています。女性ホルモンの働きによって、男性より女性の方が動脈硬化の進行が遅いと言われています。つまり、脳血管性認知症を引き起こす疾病は、女性よりも男性の方が罹患しやすいということです。

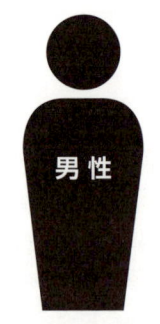

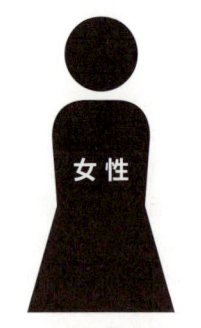

男性　　　　　女性

脳血管性認知症　　アルツハイマー型認知症
リスク大　　　　　リスク大

●危険因子2．嗜好品

　ここで言う嗜好品とは、タバコ（喫煙）や酒（飲酒）のことです。喫煙は脳梗塞を引き起こすリスクとなり得ます。その点から脳血管性認知症の危険因子であると言えます。喫煙がアルツハイマー型認知症に与える影響ですが、一時、タバコに含まれるニコチンが認知機能の回復に効果があると解されていたこともありますが、それは一時的なことであり、治療としての意味はないという結論に至

っています。

　動脈硬化を促進し、人体へのさまざまなマイナス要因を持つタバコ（喫煙）は、脳血管性認知症の危険因子であることは既に示した通りですが、アルツハイマー型認知症においても発病を促進させる危険因子であるということがわかってきました。受動喫煙も含め、私たちの生活においてタバコ（喫煙）は、認知症に対するリスクと言えます。

　いっぽうで、適量の飲酒は脳の血流を促進し動脈硬化を改善するなど、脳血管性認知症のリスク抑制の側面を持ちますが、過度な飲酒は高血圧になったり、中性脂肪値を高めたり動脈硬化の発生・悪化につながり危険因子となり得ます。

● 危険因子3．生活様式（ライフスタイル）

　先にも述べましたが、生活様式（ライフスタイル）とは、食生活や嗜好品を含めた私たちの生活の営み自体のことです。したがって、喫煙や飲酒などもライフスタイル（生活様式）の中の危険因子の一環であると言えます。

　ライフスタイル（生活様式）において、認知症の発症に影響を及ぼす危険因子として、運動不足や趣味などの生きがい活動の不足、また、人づきあいなどの社会参加活動や知的活動の不足が挙げられます。

　運動不足は脳血管性認知症を引き起こす原因ともなる動脈硬化などに影響を及ぼす点で危険因子と考えられます。また、趣味や人づきあいなどは脳の活性化につながる活動ですが、それらが減少、不足していることでアルツハイマー型認知症になりやすいと言われています。

　つまり、私たちの生活においては、タバコや飲酒などを控えること、運動や趣味などで脳を活性化することが認知症予防につながります。

●危険因子4. 性格

　認知症、特にアルツハイマー型認知症の危険因子であるライフスタイル（生活様式）の中でも、社会参加活動は、脳の活性化に大きな影響を及ぼすものです。積極的に近隣住民と関わり、趣味などを含めた社会活動へ参加する人をイメージしてみてください。きっと、社交的で明るく、開放的な性格の人を想像するのではないでしょうか。さまざまな人や社会と関わることは、脳を使うことにつながります。

　一方でアルツハイマー型認知症になる人は、病前はわがまま、頑固、潔癖、杓子定規、無口、非社交的、閉鎖的な人が多いと言われています。性格的に社会適応がうまくできずに、社会参加の頻度を減少させ、認知症になる要因となってしまうのです。積極的に社会、人と関わり適応していく（適応しようと努力する）ことで危険因子が生活の質向上のためのプラス要因にもなっていくのです。

●危険因子5. 精神的ストレス

　ストレスと聞くと、私たちの生活において排除されるべきマイナス要因であると誰もが考えるでしょう。しかし、適度なストレスは私たちの生活に張りを生み出す効果的な刺激になり得るのです。ところが、過度のストレスは身体や精神のバランスを崩す要因となり、それによって病気を発症することもあります。ストレスが血圧に変動をきたし、狭心症や心筋梗塞の引き金となることもあり、それが原因となって認知症となることが考えられます。

　私たちの生活から一切のストレスを排除することは難しいことです。ストレッサー、つまりストレスの原因となるものをつかみ、ストレスと上手に付き合うことが危険因子回避のための手段となります。

　ストレッサーには、**化学的ストレッサー**、**物理的ストレッサー**、**心理・社会的ストレッサー**があるといわれています。

「ストレッサーの種類」

> 化学的ストレッサー：ストレスとなる原因が薬物や公害物質などであるものです。
> 物理的ストレッサー：騒音や暑さ・寒さなどがこれに当たります。
> 心理・社会的ストレッサー：人間関係や仕事上の問題等を指します。

　ストレスの原因となっているものを除去するのがもっとも効果的であることは言うまでもありませんが、心理・社会的ストレッサーなどは簡単に除去できるものでもありません。ストレスを感じたときにそれに応じること、つまり、ストレス対処行動（ストレス発散・ストレス解消）が大切です。

●危険因子6．生活習慣病
　生活習慣病は、以前「成人病」といわれていた中高年期に多い病気の総称です。糖尿病、脳卒中、心臓病、脂質異常症、高血圧、肥満などの病気がこれに該当します。通称「メタボ」と言われるメタボリックシンドローム（内臓脂肪症候群）については、近年特に耳にする機会が多くなってきました。生活習慣病にあげられている病気と診断されなくとも、それらの一歩手前、危険性を持った人を症候群として定義づけたものであり、この言葉の浸透をもって生活習慣病の発症という最悪の結果を防ごうとする呼びかけともなっています。
　メタボリックシンドロームや生活習慣病（なかでも高血圧症、脂質異常症、糖尿病、心臓病）は脳血管性認知症を直接的に引き起こす危険因子となります。
　また、肥満、高血圧症、脂質異常症、糖尿病などがアルツハイマー型認知症の発症を高める危険因子となっていることが明らかになってきました。

生活習慣病は、脳血管性認知症、アルツハイマー型認知症いずれにおいても、発症の高リスクの危険因子であると言えます。
　また、生活習慣病の発症リスクを複合的に有するメタボリックシンドロームは、認知症発症のリスクが高いとも言えます。

「認知症の危険因子の振り返り」

性別	・アルツハイマー型認知症は、男性よりも女性のほうが罹患しやすい。 ・脳血管性認知症の原因となる脳梗塞は、男性の方が罹患しやすい。
嗜好品	・喫煙は認知症の危険因子である。 ・過度の飲酒は認知症の危険因子となる。
ライフスタイル （生活様式）	・運動不足や趣味などの生きがい活動の不足、また人づきあいなどの社会参加活動や知的活動の不足も危険因子となる。
性格	・アルツハイマー型認知症になる人は、病前にはわがまま、頑固、潔癖、杓子定規、無口、非社交的、閉鎖的な人が多いといわれている。
ストレス	・ストレスが血圧に変動をきたし、狭心症や心筋梗塞の引き金となることもあり、それが原因となって認知症となることが考えられる。
生活習慣病	・生活習慣病は脳血管性認知症、アルツハイマー型認知症、いずれにおいても、その発症の高リスクの危険因子である。

❷ 生活習慣病について

　ここで、認知症発症に直接的に影響を及ぼすと考えられている生活習慣病について、あらためて詳しく内容を確認しましょう。生活習慣病は認知症にとって高リスクの危険因子であり、生活習慣病にならないことが「症状の初期段階からの予防支援」「発症前の予防」という観点から見ても非常に重要な鍵となってきます。

生活習慣病は偏った食事や運動不足、また過度の飲酒や喫煙、ストレスなど、まさに日々の「生活習慣」に起因する、多くが中高年期に発症する病気の総称です。

■生活習慣病の定義

　生活習慣病とは平成8年（1996年）に公衆衛生審議会が提案した概念であり、「食習慣、運動習慣、休養、喫煙、飲酒などの生活習慣が、その発症・進行に関与する疾患群」と定義されています。かつては成人病と呼ばれていましたが、「成人病の小学生」という意味不明な現実が起こるようになり、中学生以下の子供たちにも多く発症するようになってきたことから呼称の変更が迫られました。原因を調査していくと、食事、運動、休養、睡眠などの生活習慣の長期間にわたる乱れによって引き起こされることが疫学的に明らかとなってきました。

　一般に疾患の発生や予後に関連する要因として、遺伝、環境、生活習慣をあげることができ、実際の疾患ではこれらの要因が関連し合っていますが、その影響の大きさによって疾患を分類しています。

　そこで1996年、当時の厚生省（現厚生労働省）は「成人病」という呼称を改め、「生活習慣病」と呼ぶことにしたのです。生活習慣病の原因の3分の2を占めているのが食生活であると言われています。

「生活習慣病に分類される疾患」

- ・糖尿病※
- ・脳卒中（脳血管障害）
- ・心臓病（心疾患）
- ・脂質異常症※
- ・高血圧※
- ・肥満
- ・がん
- ・肝臓病
- ・腎臓病
- ・骨粗しょう症
- ・歯周病

※は罹患している人、疑いのある人が多いため三大疾患ともいわれる。

　多くの生活習慣病は、自覚症状がなく、相当の年数を経てから病状が現れるのが特徴です。認知症に起因する代表的な生活習慣病の疾患について総論的に見ていきましょう。これらの疾患は認知症予防と密接に関係しているため、第2編以降でさらに詳しく説明をしていきます。

①糖尿病

　膵臓で分泌される「インスリン」というホルモンがあります。このインスリンは、血液中にあるエネルギー源、つまり「血糖」を体内にうまく取り込むことが役割です。ところが、この分泌されるインスリンの量が少なかったり、インスリンが体内で活動しにくい体質である場合、十分に機能しません。すると、血糖が体内に取り込まれず、血液中に大量の血糖が流れている状態が生じます。これを高血糖状態と言います。高血糖状態では、体内にエネルギー源である血糖が取り込まれない、同時に高血糖が血管を痛める原因ともなります。

　糖尿病という病名は、私たちの生活に浸透したものですが、その内容は、1型糖尿病、2型糖尿病、その他の疾患に伴う糖尿病および妊娠糖尿病に分類されます。このうち、**2型糖尿病が日本の糖尿**

病の95％以上を占めています。私たちが日常で「糖尿病」と言っているのは、この2型糖尿病のことになります。

　症状としては、膵臓でインスリンを作る力が次第に弱まっていきます。糖尿病になると血液中の糖を処理できなくなるため、血管などにさまざまな障害をもたらし、進行すると三大合併症（腎症、神経障害、網膜症）や心筋梗塞、脳卒中の原因になります。

　糖尿病の治療は、日常の食生活を改善し（食事療法）、生活リズムに合った運動を実施（運動療法）、また、血糖を下げるための血糖降下薬という飲み薬と、インスリン注射による治療（薬物療法）を行います。

②脳卒中（脳血管障害）

　脳卒中（正式には脳血管障害）は、**脳梗塞、脳出血、くも膜下出血**といった脳血管に関わる疾病の総称です。

脳梗塞	脳の血管がコレステロールなどにより詰まってしまい血流が途絶え、脳組織に重大なダメージを与えてしまう疾病。
脳出血	脳の深部の細い血管に高血圧や加齢によって小さなこぶがたくさんでき、これが急に血圧が上昇したときなどに破裂して脳の中に血腫ができてしまう。
くも膜下出血	脳の表面の太い血管に動脈瘤（りゅう）ができてそれが破裂し、脳を包む3枚の膜（外から硬膜、くも膜、軟膜）のうち、くも膜と軟膜の間（すなわちくも膜の下）に出血が起こる。

　脳卒中（脳血管障害）は、かつてより日本人の死亡原因のトップ3に入っている非常に身近で怖い疾病です。

　治療方法は脳卒中（脳血管障害）を引き起こすコレステロールなどの適切な管理であり、疾病を予防することが重要になります。

③ 心臓病（心疾患）

　さまざまな心臓に関する病気の総称です。生活習慣病においては、動脈硬化を原因とする虚血性心疾患、具体的には**狭心症**や**心筋梗塞**が該当します。

狭心症
・一時的に心臓に血液が行き届かない状態。 ・胸が締め付けられるような息苦しさが数分続く。
心筋梗塞
・一定時間以上心臓への血流が途絶え、心筋の組織が壊されてしまう症状。 ・多くの場合、激しい胸の痛みを伴い死に至るケースもある。

　一時的または一定時間以上血液が心臓に行き届かない状況は、冠動脈の動脈硬化によるものです。動脈硬化により冠動脈の血管の内腔が狭く、もしくはふさがれたことにより起こります。動脈硬化の原因・危険因子は、高コレステロール血症、高血圧、喫煙、糖尿病、肥満、痛風、中性脂肪、運動不足、精神的ストレスなどがあげられます。

　狭心症や心筋梗塞に対する治療法は内科的治療法と外科的治療法があります。内科的治療法とは、薬物治療法やカテーテルを用いた治療のことです。また、外科的治療法の具体的なものとして、冠動脈バイパス術があげられます。ともに、症状に応じて実施されますが、危険因子を考え合わせると、日常的な生活習慣を改善することがなによりの予防法と言えるでしょう。

④ 脂質異常症

　脂質異常症はもともと高脂血症と言われていました。血中のコレ

ステロールや中性脂肪が多い状態を言います。これによって動脈硬化を引き起こすこととなり、先に述べた心臓病（心疾患）や脳血管障害を引き起こす危険因子となるのです。

　脂質異常症もまた高カロリー・高脂肪の食事摂取と運動不足などの、やはり生活習慣が一般的な原因とされています。また、絶対数は少ないものの、遺伝性の脂質異常症もあります。しかし、これはまれなものであるため、多くの場合は、生活習慣の見直しがその対処法となります。

　脂質異常症を予防することは、つまり、動脈硬化の予防となり、心筋梗塞や脳出血などの死に至る、また、多くの後遺症を呈する疾病の予防につながります。
　脂質異常症の予防については、禁煙や食事内容の見直しなど、日常の生活習慣を改善することが何よりの予防法であると言えます。
　食事療法は、血清脂質の改善とともに、動脈硬化の危険因子となる糖尿病、高血圧、肥満の治療にもつながります。
　脂質異常症はさまざまな生活習慣病と密接に関係しており、日常的にできる予防法こそが、多くの危険因子に結び付く可能性のある怖い症状を予防する何よりの方法と再認識する必要があります。

⑤ 高血圧

　一般的に、年齢とともに身体機能は低下していきます。それは血管も同様です。年とともに弾力性が低下した血管では血流の流れが悪くなり、血管の壁面にかかわる負担、つまり、血圧も当然高くなります。したがって、年齢とともに高くなる血圧ですが、高齢者において140/90mmHg以上を高血圧としています。高血圧は、動脈硬化症の進展、そして脳卒中などのリスクとなります。

　一般的に、塩分の摂取量が過剰である場合、高血圧になりやすい

とされています。では、適切な塩分量とはどれくらいなのでしょうか。厚生労働省が2014年3月に発表した「日本人の食事摂取基準（2015年版）」策定検討会の報告書によると、**18歳以上の男性は1日当たり8.0グラム未満、18歳以上の女性は1日当たり7.0グラム未満**という目標量が定められています。さらに、日本高血圧学会減塩委員会は、高血圧予防のために、1日6.0グラム未満という制限を勧めています。日常生活の食事において各人が留意し、そのリスクを継続的に減少させていくことが必要となります。

⑥肥満

　肥満自体は病気ではありません。しかし、肥満が引き金となり、さまざまな疾病に結び付いていきます。日本人の死亡原因の上位にある脳血管障害や心疾患のリスクは、既に説明したとおり、動脈硬化、脂質異常症、また高血圧です。

　そして、これらのリスクに結び付くのが肥満なのです。つまり、認知症のリスクである生活習慣病の根源となり得るのが肥満とも言えるかもしれません。

　現在、肥満度はBMI計算式（BMI＝体重／身長×身長）によって算出されます。その値が、次の表から確認できます。基準に沿った適切なエネルギー量（男性は2,200±200kcal程度、女性の場合は、1,400～2,000kcal程度が目安）を摂取できる食事、また適度な運動など、日頃のライフスタイル（生活様式）によって、肥満というリスクをコントロールしていくことが望まれ求められています。

第1編　認知症の基礎知識編

「肥満度の判定基準」

BMI	状態
18.5未満	やせ
18.5以上25未満	普通体重
25以上30未満	肥満（1度）
30以上35未満	肥満（2度）
35以上40未満	肥満（3度）
40以上	肥満（4度）

「生活習慣病（lifestyle related disease）の振り返り」

生活習慣病：
食習慣、運動習慣、休養、喫煙、飲酒等の生活習慣が、その発症・進行に関与する疾患群

疾患	症状	治療法
糖尿病	糖尿病は、血糖値が高くなる病気。また、合併症を引き起こしやすく、腎臓障害や視覚障害を発生することもある。	食事療法、運動療法、薬物療法。
脳卒中（脳血管障害）	脳卒中は、脳の血管がつまったり、破れたりして、その先の細胞に栄養が届かなくなって、細胞が死んでしまう病気。	脳卒中（脳血管障害）を引き起こすコレステロールなどの適切な管理、また予防が重要。
心臓病（心疾患）	生活習慣病には、狭心症と心筋梗塞が該当。狭心症は一時的に心臓に血液が行き届かない状態、心筋梗塞は一定時間以上心臓への血流が途絶え、心筋の組織が壊されてしまう症状。	内科的治療法と外科的治療法がある（ともに、症状に応じて実施）。日常的な生活習慣の改善が重要。

93

脂質異常症	血中のコレステロールや中性脂肪が多い状態。動脈硬化を引き起こすこととなり、心臓病（心疾患）や脳血管障害を引き起こす危険因子となる。	禁煙や食事内容の見直しなど、日常の生活習慣の改善。食事療法が血清脂質の改善、動脈硬化の危険因子となる糖尿病、高血圧、肥満の治療につながる。
高血圧	高齢者においては140/90mmHg以上を高血圧と言う。高血圧による動脈硬化症の進展、そして、脳卒中などのリスクとなる。	日常生活上の食事の管理（適切な塩分摂取）。
肥満	BMI計算式（BMI＝体重/身長×身長）によって算出され、基準に応じて見出すことのできる値。生活習慣病のリスクと結び付く。	基準に沿った適切なエネルギー量を摂取できる食事、また適度な運動など。

❸ メタボリックシンドロームと生活習慣病

　生活習慣病が「成人病」と言われていた時代、私たちはその恐ろしさを実感しつつも、それに罹患しない限りは、どこか他人事のように思っていたかもしれません。ところが、さきほども説明したとおり、成人病は「生活習慣病」と名を変えました。生活習慣、つまり、私たちの日常生活、あたりまえの食事や社会活動が適切でなかった場合、恐ろしい病気、また認知症の高リスクへ結び付いていくことがわかってきたからです。このことを再認識する必要があります。

　脳卒中（脳血管障害）などの生活習慣病は、「内臓脂肪型肥満」、つまり、おなかの周りの蓄積した脂肪が大きくかかわっているということがわかってきました。この「内臓脂肪型肥満」に高血糖、高血圧、脂質異常の2つ以上を併せ持った場合を「メタボリックシンドローム（内臓脂肪症候群）」と呼びます。

メタボリックシンドロームの診断基準

　メタボリックシンドロームは、動脈硬化が進行し、心筋梗塞や狭心症発症の危険性が高い状態です。ウエスト周囲径、血清脂質、空腹時血糖、血圧を指標として判断されます。診断基準は下記の通りです。

　ウエスト周囲径が男性85cm以上、女性90cm以上であって、次の①から③のいずれか2項目以上を満たしている場合に、メタボリック・シンドロームと診断します。

①血清脂質	トリグリセリド150mg／dL以上 かつ／または HDLコレステロール40mg／dL未満
②空腹時血糖	110mg／dL以上
③血圧	収縮期血圧130mmHg以上 かつ／または 拡張期血圧85mmHg以上

　「メタボリックシンドローム」を放置した状態でいると、その先には動脈硬化、それが進行することで生活習慣病の発症が懸念されます。既に説明してきたとおり、生活習慣病は認知症の危険因子となります。つまり、それぞれは「負のループ」として相互に関連を持っていると言えます。

　「負のループ」に逆らい、認知症を予防するためには、生活習慣病にならないようにする必要があります。そのためには生活習慣病を引き起こすメタボリックシンドロームを放置することなく、過度な食事や運動不足といった日常生活を改善することが大切です。

「メタボリックシンドロームと生活習慣病と認知症は互いに深いかかわりを持つ」

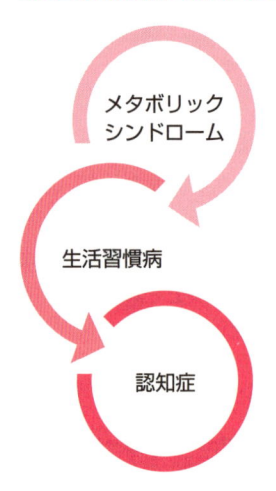

メタボリック
シンドローム

生活習慣病

認知症

　「メタボリック・シンドローム」は、「内臓脂肪型肥満」に高血糖、高血圧、脂質異常症のうち二つ以上を併せ持った症状です。別の言い方をすると、おなかの内臓のまわりに脂肪がたまる「内臓脂肪型肥満」があると、高血糖や高血圧、脂質異常症といった症状もあわせて発症するリスクは高くなり、それによって「メタボリック・シンドローム」となるのです。

　高血糖などは、心筋梗塞をはじめとする生活習慣病の危険因子です。つまり、「メタボリック・シンドローム」は生活習慣病の危険因子重複症状であると言えます。

　生活習慣病により、脳梗塞や脳出血など脳の血管障害が引き起こされ、それは脳血管性認知症の危険性へとつながっていきます。

　メタボリック・シンドロームの要素（肥満、高血糖、高血圧、脂質異常）が重積することで生活習慣病を引き起こし、その結果、相乗的に認知症の危険性を高めることとなるのです。

3 認知症予防と食生活改善

　認知症の危険因子にはさまざまなものがあることを学習し、生活習慣を見直せば回避できるものがあることを理解していただけたのではないでしょうか。特に、生活習慣病やメタボリックシンドロームの予防には、食生活改善が効果的です。ここでは「認知症予防」を食生活の視点から説明していきます。

　公益財団法人認知症予防財団では、「**認知症予防の10カ条**」としてスローガンを掲げています。食事や運動、嗜好品から性格についてまで、先に示した認知症の危険因子と考えられているものを適切に生活の中でコントロールすることを呼びかけているものです。

　1から10までありますが、それぞれはバラバラのものではなく、相互に連動しており、私たちのライフスタイル（生活様式）の中で意識し、注意すべき事柄であるといえます。

■認知症予防の10カ条

1. 塩分と動物性脂肪を控えたバランスのよい食事を
2. 適度に運動を行い足腰を丈夫に
3. 深酒とタバコはやめて規則正しい生活を
4. 生活習慣病（高血圧、肥満など）の予防・早期発見・治療を
5. 転倒に気をつけよう　頭の打撲は認知症招く
6. 興味と好奇心をもつように
7. 考えをまとめて表現する習慣を

8. こまやかな気配りをしたよい付き合いを
9. いつも若々しくおしゃれ心を忘れずに
10. くよくよしないで明るい気分で生活を

出典：公益財団法人認知症予防財団ホームページ

　これまでに示してきた認知症の危険因子は、遺伝的なものやパーソナリティに関するものなど、個人の努力ですぐに変化できるものではないものがある一方で、多くは私たちのライフスタイル（生活様式）、そのなかの生活習慣を正しく評価し、改善すべきことを見直すことで回避できるものがあります。なかでも、生活習慣病、その予兆を呈するバロメーターでもあるメタボリックシンドロームの抑制を見据えて、食事や食生活自体を見直すことは、直接的に効果が望める取り組みであると言えます。

　食生活とは食事内容のみならず、食事を行う生活スタイルのことを言います。つまり、食事の際、何を食べているか、ということだけでなく、食事の時間帯や食べ方についても考えることが大切です。食べ過ぎや食事を不規則に抜いたりすることは内臓脂肪をためる原因になると言われています。1日3食、できる限り規則正しく食事をとることが正しい食生活の基本となります。
　ところで、認知症を予防する食事として注目されているのは**不飽和脂肪酸と抗酸化作用を持つ食べ物**です。
　不飽和脂肪酸とは、魚などに多く含まれている**DHA（ドコサヘキサエン酸）** や**EPA（エイコサペンタエン酸）** といった成分です。抗酸化物質とはホウレン草や小松菜などに含まれるビタミンE・C、カロチン、また、赤ワインや緑茶などに多く含まれているポリフェ

ノールなどのことです。以上のような食品（栄養素）は、老化の防止に役立つと言われています。どのような食品を摂取していけば、認知症予防につながるのかは、第2編以降で学んでいきましょう。

　当然ですが、認知症や老化の防止によいといっても、それらを過剰に摂取するのでは意味がありません。1日3食の食事の中で、主食（ごはんやパン）、副菜（野菜など）、主菜（肉や魚、卵など）、乳製品と果物をバランスよく食べることが大切であり、それが自分自身でできているかを振り返り、評価することが食生活改善の一歩と言えるでしょう。食生活を見直すにあたり、厚生労働省が提示している「食生活指針」を参照してみましょう。

　もちろん、食生活について考え、実践するだけでは十分ではなく、「認知症予防の10ヵ条」に示されるように、適度な運動の実施と健康を害する物や行為を軽減させる必要があることを忘れてはいけません。

■食生活指針

・食事を楽しみましょう。
・1日の食事のリズムから、健やかな生活リズムを。
・主食、主菜、副菜を基本に、食事のバランスを。
・ごはんなどの穀類をしっかりと。
・野菜、果物、牛乳・乳製品、豆類、魚なども組み合わせて。
・食塩や脂肪は控えめに。
・適正体重を知り、日々の活動に見合った食事量を。
・食文化や地域の産物を活かし、ときには新しい料理も。
・調理や保存を上手にして、無駄や廃棄を少なく。
・自分の食事を見直してみましょう。

出典：厚生労働省

第2編

認知症予防の食生活
改善の基礎知識編

第1章

食生活改善と認知症予防

1 認知症予防に役立つ食事改善とは？

　認知症予防には生活習慣を改善することが有効であり、食生活改善が重要な役割を担うのは説明してきたとおりです。
　この単元では食生活改善に役立つ食べ物などについて、入門的知識を勉強していきます。

1 加齢を制御し動脈硬化を防ぐ食事が認知症を予防する

　第1編でも学んだとおり、認知症にはいろいろな種類がありますが、最も多いのはアルツハイマー型認知症で、認知症全体のおよそ50％を占めています。アルツハイマー病は、脳にアミロイドβたんぱくが蓄積して神経細胞が破壊され、脳が次第に萎縮してしまう病気であり、加齢によって発症する病気であると考えられています。

　次に多いのは脳卒中（脳梗塞や脳出血など）が原因で脳神経細胞が破壊されたことによって起こる脳血管性認知症です。その他、認知症全体の20％前後を占めるといわれているレビー小体型認知症、前頭葉、側頭葉の萎縮によって起こる前頭側頭型認知症などがあり、認知症の約9割がこれらの疾患によるものと考えられています。脳血管性認知症の原因となる脳卒中の最も重要な原因は動脈硬化です。
　以上のことから、**加齢を制御し動脈硬化を予防する食事が認知症を予防する**ことにもつながると考えられています。

2 認知症予防に効果のある主な食べ物

　加齢を制御するとは、老化のプロセスを緩やかにすることです。加齢による**老化は活性酸素によって促進**されますので、活性酸素を除去する働きのある多くの種類のポリフェノール類を含む野菜や果

物は認知症の予防にとって有効です。事実、**野菜や果物の摂取量が多い人はアルツハイマー病の発症が少ない**ことがわかっています。

　また、動脈硬化も活性酸素によって促進されますので、動脈硬化の予防にも各種のポリフェノール類は有効に働きます。ポリフェノールはがん、心臓病などを予防する成分として注目されている栄養素以外の食品成分であり、色の濃い野菜や果物に豊富に含まれています。

　その他には青魚（いわし、さば、さんま、まぐろなど）に多く含まれている脂肪酸の一種であるDHA（ドコサヘキサエン酸）は、脳神経細胞の連結を促し、認知症に対する効果が期待されている物質の一つです。

　認知症予防に効果のある食べ物の具体的な内容については後述するとして、その原則について述べます。

　虚血性心疾患（狭心症、心筋梗塞）を予防する食事が認知症予防にも有効であることから、虚血性心疾患の危険因子を軽減する食事が認知症予防にも効果があると考えられるのです。これは動脈硬化の予防食でもあり、脳動脈硬化およびその関連疾患（脳梗塞、脳出血など）に対しても有効です。その内容とは、高血圧の予防、脂質異常症の予防、肥満の改善を考慮したものです。

　次に、アルツハイマー型認知症の予防のためには、アミロイドβの生成抑制に効果があると言われている食材の使用や、活性酸素を除去する物質を含む食材の使用が考えられます。

　最後に、血中コレステロールやトリグリセリド（中性脂肪）を下げるだけではなく、脳の神経回路の生成に有効であると考えられているn-3（ω3）系脂肪酸であるDHA（ドコサヘキサエン酸）を摂取することが有効であるわけです。

2 認知症における食事の役割

食事は人間が生きていくうえで欠かせませんが、適切に食事をすることは、認知症の予防、症状の進行の緩和につながります。主な認知症であるアルツハイマー型認知症、脳血管性認知症の危険因子を深く理解し、食事に関係する項目を詳しく学んでいきましょう。

1 認知症は食事でよくなる？

いまのところ認知症を治す食事というものはありませんが、多くの疫学的な調査や研究から、認知症の進行を遅くしたり、あるいは予防する食事は存在することが明らかとなっています。また、認知症の危険因子となっている多くの疾患や病態は、食生活と関係の深いものが多く、食事の改善が認知症の発症予防に効果があると考えられているのです。

認知症における食事の役割とは、**メタボリック・シンドロームをはじめとした多くの生活習慣病を予防する食事内容であるとともに、活性酸素を除去し、老化のプロセスを緩やかにするアンチエイジングを実践すること**と言えそうです。

2 主な認知症の危険因子の詳細

本書で何度も説明している重要なポイントに「危険因子」があります。ここではさらに詳しく学んでいきましょう。

アルツハイマー病の危険因子としては①喫煙、②**運動不足**、③**低い教育水準**、④**中年期の高血圧**、⑤**糖尿病**、⑥**中年期の肥満**、⑦**うつ**の7項目が明らかとなっています。

このうち、④中高年の高血圧、⑤糖尿病、⑥中年期の肥満は食事と密接な関係があります。

また、脳血管性認知症や心臓病（虚血性心疾患）の原因となる動脈硬化の危険因子としては、①**糖尿病**、②**高血圧**、③**喫煙**、④**脂質異常症**、⑤**肥満**、⑥**高尿酸血症**、⑦**運動不足**、⑧**加齢**、⑨**男性**、⑩**Ａ型性格（血液型とは無関係）**、⑪**ストレス**が知られています。

　危険因子（risk factor）とは、疾病の罹患や死亡などの事象の発生に影響する、あるいは影響が疑われる因子のことであり、事象の発生を増加させる因子を正のリスク要因、減少させるものを負のリスク要因と呼ぶこともあります。

　リスク要因には、生活習慣、体質、年齢、職業、性別、教育、社会階層、性格、既往（過去に罹患した疾病など）、居住地域、気候、大気、水、土壌、血液成分（血清中の物質）、遺伝子など、多くのものがあります。

アルツハイマー病の危険因子	喫煙、運動不足、低い教育水準、中年期の高血圧、糖尿病、中年期の肥満、うつ
脳血管性認知症の危険因子	糖尿病、高血圧、喫煙、脂質異常症、肥満、高尿酸血症、運動不足、加齢、男性、Ａ型性格（血液型とは無関係）、ストレス

　疾患以外でどちらにも共通している危険因子は喫煙と運動不足です。このことから、禁煙と適度な運動は、多くの生活習慣病のみならず認知症予防にも効果的であることがうかがえます。
　危険因子のうち糖尿病、高血圧、脂質異常症、肥満、高尿酸血症は食事によって治療や予防が可能です。

■アルツハイマー病の危険因子である低い教育水準とは？

　教育水準が高い、あるいは知的機能が高いということは、認知予備能が高いということを意味し、アルツハイマー病の発症が遅れることが考えられるのです。

　これは脳自体がアルツハイマー病に抵抗力があるということです。認知予備能が高いということは、大脳の神経ネットワークが密で、シナプス（神経細胞と神経細胞間の接合部）の密度が増加している状態と考えられるため、アルツハイマー病によるシナプスや神経脱落が発現しても、予備的なネットワークを使用することで症状の発症が隠されて表面に現れにくいという推測がなされています。

　つまり、認知予備能が高いと、認知機能が低下するまで時間がかかるため、実際に脳内で病態が進行していても、臨床的な認知機能の低下が顕在化しにくいということです。教育の高い人、それと相関があると思われる職業的な達成度の高い人は、若い頃からの脳の発達レベルも高いと考えられ、脳内に予備力が備わっていると想定されます。

動脈硬化の危険因子　Ａ型性格とは？

　血液型とは無関係で、几帳面でまじめな性格であり、机の上のものが少し曲がって置いてあるだけでも気になり、決められた時刻が過ぎて少しでも待たされるとイライラするような性格です。このような性格の人は無意識のうちにストレスがかかっており、アドレナリン（エピネフリン）の分泌を亢進させ、動脈硬化を促進すると考えられます。

3 認知症は食事改善で制御できる!

　以上のことから、認知症の危険因子は食事の改善によってかなりコントロールできることがわかります。

　それでは、ここからアルツハイマー病および脳血管性認知症の危険因子のうち、食事に関係する項目を一つひとつ見ていくことにしましょう。

①高血圧

(a) 高血圧の詳細

　高血圧とは、2回以上の異なる外来診療時の測定、座位安静の条件下による測定で、**収縮期血圧が常に140mmHg以上または、拡張期血圧が常に90mmHg以上**の状態を言います。収縮期血圧とは、心臓が収縮して全身に血液を送り出したときに血管にかかる圧力で、最大血圧、最高血圧、上の血圧などと呼ばれることもあります。拡張期血圧とは、心臓が拡張して心臓に血液を取り込んだときに血管にかかる圧力で、最小血圧、最低血圧、下の血圧などと呼ばれることもあります。

　参考のため、血圧の分類表を掲載します。

「血圧の分類(1999年WHO/ISH)」

	収縮期血圧		拡張期血圧
至適血圧	＜120	かつ	＜80
正常血圧	＜130	かつ	＜85
正常高値血圧	130〜139	または	85〜89
Ⅰ度高血圧	140〜159	または	90〜99
Ⅱ度高血圧	160〜179	または	100〜109
Ⅲ度高血圧	≧180	または	≧110
(孤立性)収縮期高血圧	≧140	かつ	＜90

高血圧患者の95％以上が、単一の原因を特定できない本態性高血圧と呼ばれる種類です。もう一つは、高血圧の原因となっている疾患が特定できるもので、ホルモン異常によるもの。妊娠高血圧、腎性高血圧などの種類があり、高血圧の原因となっている疾患を治療することによって血圧もおのずと低下していくものです。このような高血圧を二次性高血圧と言います。

その他には収縮期血圧が140mmHg以上、拡張期血圧が90mmHg未満の場合を収縮期高血圧と定義しています。他にも、白衣高血圧、難知性高血圧、食塩感受性高血圧などがあります。

(b) 高血圧の食事

高血圧の食事と言うとすぐに「薄味」、つまり、塩分（ナトリウム）制限ということが頭に浮かぶ人が多いと思います。しかし、必要なことはそれだけではありません。注意したいことがあります。

高血圧を治療あるいは予防する目的は、動脈硬化を予防し虚血性心疾患（心臓病）や脳血管疾患（脳卒中）を発症しないようにすることですから、これらの目的にかなう食事の注意が必要です。それらについてまとめていきます。

❶ 食塩（ナトリウム）の制限
・食塩制限について

高血圧の食事療法の基本は食塩制限です。食塩制限とは、食塩に含まれているナトリウムという物質を制限することです。一般には、食塩量として1日6グラム未満の制限が推奨されています。

食塩制限すべき主な調味料・製品・食品は次の通りです。

「食塩制限すべき調味料・製品・食品」

- しょうゆ
- みそ
- ソース
- ケチャップ
- パン
- チーズ
- ハム・ソーセージ
- かまぼこ・ちくわなどの魚肉ねり製品など
- 佃煮
- 漬物

　しかし、これだけではありません。私たちの舌が塩辛く感じなくても、ナトリウムを多く含む食品があります。
　それは**うま味調味料**です。これらの調味料には、食塩とともに主な成分として**グルタミン酸**（こんぶのうま味成分）、**イノシン酸**（かつおぶしのうま味成分）、**グアニル酸**（しいたけのうま味成分）などのナトリウム塩が含まれており、これらの調味料の約40％は食塩に相当します。

　たとえば、うま味調味料を大さじ1杯使用すれば、食塩を小さじ1杯強（約6グラム）入れたのと同じことになります。
　うまみ調味料の怖いところは、添加することによって、添加する前よりも塩味が感じにくくなることです。実際にはナトリウムの量が増えているにもかかわらず、舌には塩辛いと感じなくなっているのです。これはうま味成分であるアミノ酸が塩味を緩和しているためです。これを**アミノ酸の緩衝作用**といいます。

> **■アミノ酸の緩衝作用のある代表的な料理〜おでん〜**
>
> 　おでんにはさつま揚げやちくわ、はんぺん、ごぼう巻きなどから大量に流出したうま味調味料がつゆに溶け、実際の食塩量はかなり多くなっています。その割に、舌には塩辛く感じにくくなっているのです。
> 　また、しょうゆならば舐めることができますが、しょうゆと同じ塩分量の塩水は、とても塩辛くて舐められたものではありません。これもしょうゆのうま味成分によるアミノ酸の緩衝作用によるものです。

・**食塩の1日あたりの摂取量**

　第1編でも触れましたが『日本人の食事摂取基準（2015年版）』の目標量によれば、18歳以上の男性は1日8.0グラム未満、18歳以上の女性は7.0グラム未満です。日本人の食塩摂取量は、『平成24年度国民健康・栄養調査』の結果でも1日平均10.4グラム（男性11.3グラム、女性9.6グラム）となっており、まだまだ多いのが現状です。

　アメリカ心臓協会（AHA）は、一般の人にも1日5.8グラム未満を勧めており、世界保健機関（WHO）は1日5グラム未満とすることを提唱しています。実践するためには「薄味」にするのではなく、どのような食品にどれくらいの食塩が含まれているのかを知り、食品や調味料を計量しなければなりません。

　多くの加工食品のパッケージには食塩の含有量が記載されていますが、なかには、ナトリウムのミリグラム含有量しか記載されていない場合もあります。この場合には、次の式によって食塩相当量

（g）を求めることができます。

$$食塩相当量(g)＝ナトリウム量(mg) \times 0.00254$$

なお、食品に含まれる食塩の目安量は次の通りです。

「食品中の食塩量の目安」

	目安量	食塩量	目安量	食塩量
濃口しょうゆ	小さじ1杯	0.7g	食パン1枚（6枚切り）	0.8g
薄口しょうゆ	小さじ1杯	0.8g	かまぼこ40g（2切れ）	1g
減塩しょうゆ	小さじ1杯	0.5g	さつま揚げ60g	1g
ウスターソース	大さじ1杯	1.3g	プロセスチーズ25g	0.7g
中濃ソース	大さじ1杯	0.9g	ロースハム40g（2枚）	1g
ケチャップ	大さじ1杯	0.5g	魚の水煮缶詰100g	1g
マヨネーズ	大さじ1杯	0.3g	ウインナーソーセージ30g	0.6g

・**食塩感受性**

　食塩に対する敏感さは人によって異なります。食塩に反応する人もいれば、食塩をいくら制限しても血圧が下がらない人もいますし、逆に食塩を多く摂取しても血圧が上がらない人もいます。しかし、食塩を制限することは血圧降下だけではなく、胃がんや骨粗鬆症の予防にとっても意味があることです。食塩感受性が鈍感だからと（食塩に反応しない）といって、食塩制限を実施しなくてもよいという理由にはなりません。

・**すぐできる減塩料理の工夫**

　減塩にしたときの味付けは、いくつかの料理に平均して味をつけ

るよりも、何品かは思い切って味付けを極端に薄くし、1箇所（一品）に集中して味をつけた方が味にメリハリがあって食べやすくなります。

　塩味の薄い料理の欠点、つまり食べにくさを補うため、わさび、こしょう、からし、唐辛子、カレー粉などの香辛料や、タイム、セージ、ローズマリー、ナツメグなどの各種スパイス、および生姜、パセリ、セロリ、しそ（大葉）、セリなどの香味野菜を利用して食べやすくする工夫が必要です。**スパイシーな辛い香辛料（からし、こしょう、唐辛子など）はナトリウムではありません**ので、高血圧や心臓病の患者さんでも安心して使用できます。制限したいのは、胃が悪い人や口内炎などの人です。

　また、料理によっては、ゴマを利用する、酢や柑橘類（レモン、かぼす、ゆずなど）を利用する、出汁を濃い目にとる、こげ味を利用するなどの方法も食べやすくする一つの方法です。こげの香ばしさで、味が薄い料理でもおいしく食べることができます。ただし、即席の粉末出汁やうまみ調味料ではナトリウムを制限できませんので、出汁はこんぶ、かつおぶし、干し椎茸煮干しなどでとりましょう。
　そして、少ない調味料や食塩量で味を感じさせるためには、味付けは最後に行い、できるだけ表面に味をつけることが必要です。

　その他減塩商品として減塩しょうゆ、減塩みそや、最近では塩化ナトリウム（食塩）のナトリウムをカリウムに置換した塩化カリウムを多く含む「食塩の類似塩」も市販されています。最近は減塩の加工食品も多く市販されていますので、同じ購入するなら、できるだけ食塩含有量の少ない商品を選ぶとよいでしょう。

第2編　認知症予防の食生活改善の基礎知識編

「減塩食をおいしく食べる工夫」
- ☐ 香辛料を使用する
- ☐ 香味野菜を利用する
- ☐ 天然の出汁を濃い目にとる
- ☐ 酸味を利用する
- ☐ こげ味を利用する
- ☐ 表面に味をつける
- ☐ 一品に集中して味をつける

❷たんぱく質の十分な摂取

　血管に大きな圧力がかかった状態が、つまり、血圧が高い状態です。血圧が高いと血管に負担をかけるため、血管を丈夫に保つことが必要です。血管はたんぱく質で作られていますので、丈夫な血管を作るためにもたんぱく質は十分に摂取することが望ましいのです。

　さらに、高たんぱく食は、体内の余分なナトリウムを尿として体外に排泄してくれます。大豆たんぱくや乳たんぱくには降圧降下が認められています。

　たんぱく質は腎機能に異常がない限り、最低でも**標準体重1キログラム当たり1グラム以上は摂取**したいものです。このような目的を達成するためには、毎食必ず主菜となる肉、魚介類、卵、大豆製品などを使用した料理を摂取することです。つまり、ラーメン、ソーメン、ざるそば、お茶漬け、おにぎり、トーストなど、おかずが全くあるいはほとんどない料理は好ましくないということです。ラーメンよりはチャーシューメンを、トーストにはゆで卵やチーズを、ソーメンやざるそばには魚介の天ぷらや冷奴、卵豆腐などを添えるなどの工夫が必要です。

　認知症の予防には魚食がよいので、パン食の場合でも鮭缶、サバ

115

水煮缶、いわし缶、ツナ缶などをサラダなどに使用するとよいでしょう。ツナ缶の油が気になる場合には、ノンオイルタイプを使用します。

❸カリウムの十分な摂取

ナトリウムの過剰摂取は血圧を上げますが、逆にカリウムは**尿中へのナトリウム排泄を促し、血圧を下げる働きがあります**。カリウムの補給により収縮期血圧で3〜4mmHgの低下が期待できると言われています。また、利尿剤による低カリウム血症の予防にもなります。

「カリウム摂取量の目安」

> 厚生労働省
> 1日3,500ミリグラム以上
> （野菜は1日350グラム以上摂取することが望ましい）
> ★高血圧や動脈硬化予防のため
>
> 『日本人の食事摂取基準（2015年版）』
> 男性目標量＝1日3,000ミリグラム以上
> 女性目標量＝1日2,600ミリグラム以上

ちなみに、軽症高血圧患者にカリウムを1日約4.7グラム投与した結果では、平均血圧で4.8±9.1mmHgの降下が認められたという報告があります。

カリウムが血圧を降下させる仕組みとしては、利尿作用、血管拡張作用、昇圧物質に対する血管反応性の低下作用、昇圧物質であるレニン分泌抑制作用があげられています。

野菜、果物、海藻類にはカリウムが豊富に含まれていますので、野菜は毎食、果物や海藻は1日少なくとも1回は食べるようにしま

す。野菜を茹でたり水にさらすとカリウムは水の中に流れ出して減少しますので、**水にさらさずにそのまま生で摂取した方がカリウムを多く摂取**することができます。腎障害がない限りは、カリウムは多く摂取したいミネラルの一つです。果物は全般にカリウムを多く含む食品ですが、なかでもバナナはカリウムを多く含む果物として有名です。

❹ 適正なエネルギーの摂取

　肥満は血圧を上げます。1キログラムの減量で、収縮期血圧で約1〜1.5mmHgの血圧降下が期待できます。高血圧の患者では、10〜15キログラム以上の体重オーバーはめずらしくありませんから、標準体重まで減量することによって10〜22mmHgの血圧低下が期待できます。

　ある調査によれば、**肥満で血圧の高い患者はナトリウム制限食を実施してもあまり効果がなく、減量することによって血圧降下が得られた**とのことです。このため肥満がある場合には、まず減量することが大切です。

　食事量が多ければどんなに薄味にしても食塩摂取量は多くなるわけですから、エネルギー制限のためにおかずの摂取量を減らすだけでも必然的に食塩摂取量は少なくなります。

　エネルギー摂取の1日の目安量として、標準体重1キログラム当たり25〜30キロカロリーに制限するのが一般的です。

非肥満高血圧→食塩（ナトリウム）制限
肥満高血圧　→エネルギー制限

---

❺ カルシウムとマグネシウムへの配慮

　高血圧はカリウムのみならず、カルシウムとマグネシウムの摂取

不足も関係しています。カルシウムの摂取量と血圧値および高血圧の頻度に負の相関（カルシウムの摂取量が多くなるほど、血圧が下がり、高血圧の発症頻度も低下する）が認められますが、カルシウムやマグネシウムの降圧効果はカリウムよりも小さく、1～2mmHg程度であるとされています。

　乳製品や果物はカルシウムやマグネシウムの供給源であり、肥満や糖尿病の心配がない限りは積極的に摂取したい食品です。

「カルシウム推奨量・マグネシウム推奨量の目安」

『日本人の食事摂取基準（2015年版）』
■カルシウムの推奨量
男性：1日650～800ミリグラム
女性：1日650ミリグラム
■マグネシウムの推奨量
男性1日：320～370ミリグラム
女性1日：270～290ミリグラム

　事実、果物、野菜、低脂肪乳製品が豊富な食事は降圧が得られたという研究結果があります。このような食事（DASH食）には、カリウム4,700ミリグラム、カルシウム1,240ミリグラム、マグネシウム500ミリグラムなどが含まれていました。

DASH食とは?

　DASHとは、Dietary Approach to Stop Hypertensionの略語で、降圧が得られる＝高血圧を防止する食事法。いまの食生活で不十分になりがちな成分であるカリウム、カルシウム、マグネシウムなどを多く含む。

以上、述べてきた食事以外の項目として、禁煙、節酒（エタノールで男性1日20〜30ml以下、女性1日10〜20ml以下）、毎日30分以上の有酸素運動が勧められます。このような生活習慣の複合的な修正は、より効果的です。

　アルコールは脳出血、不整脈、心肥大などの危険因子ですが、適度な飲酒はHDLコレステロールを増加させ、虚血性心疾患（心筋梗塞や狭心症など）に対して予防的に働きます。

❻脂肪の質への配慮
・飽和脂肪酸と不飽和脂肪酸
　高血圧を治療または予防する目的は動脈硬化の発症を阻止するためですから、動脈硬化を誘発するような食事内容は避けなければなりません。

　肉やバター（乳脂肪）などの動物性脂肪に多く含まれている**飽和脂肪酸は、コレステロールや中性脂肪を増やしやすく、動脈硬化を誘発しやすいので、できるだけ控えることが望ましいでしょう。**これとは逆に、植物油に多く含まれている**不飽和脂肪酸には、コレステロールや中性脂肪を下げる働きがあります。**

　魚油は動物性の油ですが、不飽和脂肪酸が多く含まれています。ところが、やし油、パーム油は植物油にもかかわらず飽和脂肪酸が多く含まれており、コレステロールや中性脂肪を増やしやすいのです。インスタント食品、加工食品、スナック菓子などにはやし油、パーム油が多く使用されています。

・n-3系（ω3）脂肪酸
　また、EPA、DHAなどのn-3系（ω3）**脂肪酸には、降圧作用が認められていますので、魚食（青魚）は血圧にもよい食品です。**有意な降圧には、1日3グラム以上のn-3系（ω3）脂肪酸の摂取を必要とします。

ちなみに、まいわし100グラムには3グラム程度、さんま100グラムには4グラム程度のn-3系（ω3）脂肪酸が含まれています。

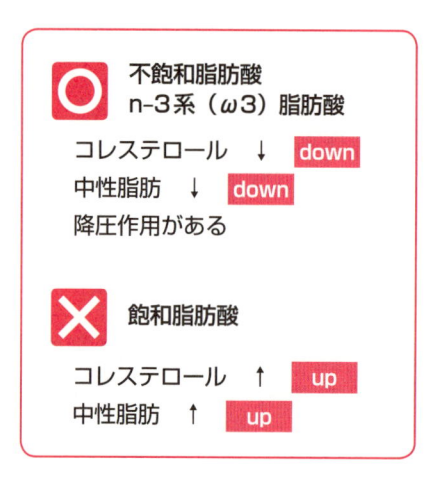

```
○ 不飽和脂肪酸
   n-3系（ω3）脂肪酸
   コレステロール  ↓  down
   中性脂肪      ↓  down
   降圧作用がある

× 飽和脂肪酸
   コレステロール  ↑  up
   中性脂肪      ↑  up
```

❼アルコール

　大量飲酒者には高血圧が多いのは有名な事実です。高血圧対策として摂取制限は大切です。アルコールは脳出血、不整脈、心肥大などの危険因子ですが、HDLコレステロールを増加させ、虚血性心疾患に対しては予防的に働きます。なかでも赤ワインは、活性酸素を除去するポリフェノールの供給にもなります。少量飲酒者は非飲酒者に比べて循環器疾患の死亡率や全死亡率が低いこともわかっています。アルコール飲料は禁止ではなく節酒に努めることが合理的です。

② 糖尿病

（a）糖尿病をおさらいしよう

　糖尿病については、認知症予防と密接に関係しているので、ここでもう一度おさらいしておきましょう。膵臓にあるランゲルハンス島のB細胞から分泌されているインスリンというホルモンの絶対的

不足または相対的不足（作用不足等）によって血糖が高くなっている状態であり、放置しておくといろいろな合併症を起こす代謝性疾患です。

(b) 糖尿病の種類

　第1編でも述べましたが、糖尿病には1型と2型およびその他の糖尿病があります。その他の糖尿病の中には、妊娠糖尿病や二次性糖尿病（膵臓がんや慢性膵炎などが原因で起こる糖尿病）などもあります。

　1型は幼稚園児や小学生など、20歳以下の若年者に多いタイプであり、全体の5％以下の発症率です。まれに中高年以降でも発症します。治療にインスリン注射は欠かせません。
　これに対して2型は過食や肥満、運動不足などが引き金となって中高年以降に発症しやすく、生活習慣病と呼べるものです。近年は肥満、運動不足などの小中学生にも発症するようになりました。

　事実、2型糖尿病の中学生の男子が入院してきた経験をした医師や栄養士はたくさんいます。このタイプはインスリン注射も飲み薬も必要ではなく、食事療法のみでよくなる患者さんが多く存在します。
　多くの人が勘違いするのですが、若年者に多く発症する1型には遺伝的な要素はなく、中高年の肥満者に多く発症する生活習慣病としての2型の方が遺伝的な要素が強いのです。
　糖尿病という疾患名がついていますが、尿糖（尿中のブドウ糖）の有無あるいは尿糖の多少では診断できません。また、糖代謝異常のみならず、脂質代謝およびたんぱく質代謝にまで影響を及ぼす疾患です。

> 1型糖尿病→発症率5％以下、遺伝性なし、痩せ型に多い、若年者に多い、インスリン注射が必須、生活習慣病ではない
>
> 2型糖尿病→発症率95％以上、遺伝性あり、肥満者に多い、中高年に多い、インスリン注射は必ずしも必要ない、生活習慣病である

(C) 糖尿病の食事療法の基本

糖尿病では食べてはいけないものはありませんが、食べてもよい量が制限されます。食事療法の基本は、「**決められたエネルギーの範囲内で栄養素の過不足をなくす**」ことです。それを実践するために『糖尿病食事療法のための食品交換表』があります。

この食品交換表では80キロカロリーを1単位とし、1単位分の食品の重量が記載されています。食品は含有する主な栄養素の種類によって表1から表6の6グループに分類しています。医師によって指示された1日分のエネルギーを80で除し、1日分の単位数を求め各表に配分します。一般に1日分の単位配分はクリニックや病院において医師または管理栄養士から指示されます。

「糖尿病食事療法のための食品交換表の6グループ」

表1	糖質を多く含む食品で、主食となるご飯、めん類、パンなど、および小麦粉、パン粉、ギョーザやシュウマイの皮などです。いも類やかぼちゃ、大豆や落花生以外の豆も表1の食品に分類されます。このため、いも類やかぼちゃを使用した料理を食べた場合、大豆以外の豆を食べた場合、ポテトサラダやマカロニサラダ、ギョーザやシュウマイを食べた場合には主食の量を減らさなければなりません。指示エネルギーによって1日に7から12単位程度（560から960キロカロリー分）が配分されます。

第2編　認知症予防の食生活改善の基礎知識編

表2	果物が分類されています。果物は、各種のポリフェノールを含むので、認知症予防のためには積極的に摂取したいところですが、糖質（果糖）を多く含むため、糖尿病では1日1単位に制限されます。果物の種類によって異なりますが、おおむね正味150～200グラムで1単位です。
表3	主菜となる魚介類およびその加工品（干物、缶詰、魚肉ねり製品など）、肉類およびその加工品（ハム・ソーセージなど）、卵、大豆製品など、たんぱく質を多く含む食品です。チーズは表3に分類されます。豆乳を飲んだときにはおかずを減らさなければなりません。1日に3～6単位程度が配分されます。
表4	牛乳、ヨーグルトなどの乳製品です。カルシウムの供給源として重要ですが、最も多く含まれる栄養素は糖質（乳糖）です。2番目は脂肪で、たんぱく質は3番目です。糖尿病の場合には、牛乳ならば1日に200ml程度（1.5単位分）を摂取します。カルシウムは約200ミリグラム含まれています。
表5	植物油、バター、マーガリン、マヨネーズ、ドレッシングなど、脂肪を多く含む食品です。豚バラ肉、ベーコン、アーモンド、落花生などの多脂性食品も表5の食品に分類されます。1日に1～2単位程度に制限されます。
表6	野菜、海藻、きのこ、こんにゃくなどで、ビタミンとミネラルの供給源です。また、食物繊維の供給源でもあります。野菜は1日に300グラム程度で1単位です。ビタミンAの原料となるβカロテンを摂取することを目的として、最低100グラム以上は緑黄色野菜を摂取します。多少摂取量が増えても問題はありません。海藻、きのこ、こんにゃく類はエネルギーがほとんどありませんので、300グラムの中には含まれません。

　表1から表6の食品のほかには、調味料として砂糖、味噌、ケチャップ、各種のルウなどが分類されます。菓子類などの嗜好品は、主治医の許可がある場合には1日2単位（160キロカロリー分）までとし、表1の食品を減らします。アルコール飲料は主治医の許可がある場合にのみ、2単位（160キロカロリー分）まで飲むことができ

ます。**アルコール飲料は栄養素ではないので、この場合には主食もおかずも減らしてはいけません。**なぜなら、アルコール飲料分のエネルギーを食品から減らすと栄養素の不足が生じるからです。このため、1日に食べてもよいエネルギーに付加して飲むことが可能です。

(d) 糖尿病の食事の仕方

　糖尿病では食事の内容だけではなく、食べるタイミングや3食の配分も重要です。朝昼夕と3食を規則正しく、できるだけ平均して食べるのが理想です。朝食が多少軽めなのは仕方がないとしても、夕食が多くなり過ぎない配慮が必要です。1日2食やドカ食い、まとめ食いは糖尿病を悪化させます。

　糖尿病の食事は、エネルギーが必要最低限に制限されていますが、主に含む栄養素ごとに分類した多くの食品を、その患者さんにとって必要な量の栄養素が不足しないように工夫された理想的な食事です。糖尿病の患者さんにとっては治療食ですが、そうではない人にとっては生活習慣病の予防食にもなり得るものです。

③ 肥　満

(a) 肥満は認知症発症と関係する？

　肥満は糖尿病、高血圧、心臓病、脳卒中、痛風など、多くの生活習慣病の危険因子となるだけではなく、肥満そのものが認知症発症につながる要因であることが多くの研究で明らかとなってきています。減量のペースは1カ月に1〜2キログラムくらいがよく、多くても1ヵ月に4キログラム以内の減量が適当です。あまり急激な減量はリバウンドを起こします。なお、BMI（後述）という体格指数が22を標準とし、25以上の場合に肥満と判定します。

(b) BMIと認知症発症の相関関係

　BMIが22を標準としているのは、多くの人を追跡調査した結果、

BMI22に該当する人たちの生活習慣病の発症率がいちばん少なく、長命だったことによるものです。

　女性において認知症を発症した群は、70歳時に有意にBMIが高かったことが報告されており、アルツハイマー病の発症に限ってもこの関係は有意に見られました。BMI30以上の肥満者においては、認知症発症のリスクが74%、BMI25から29.9においては35%、リスクが増加することが報告されています。

　ちなみに男性においては、BMIは認知症のリスクとはなりませんでしたが、皮下脂肪厚では男女とも、皮下脂肪厚の厚い者が認知症発症のリスクが高かったのです。

　しかし70歳以上の高齢期ではBMIが低い（BMI20未満）ことが認知症発症のリスクであり、男性ではBMI18.5未満の痩せがリスクとなっており、肥満とは関連がなかったという研究結果もあります。

　ある研究によれば、体重が一定の人に対して、BMIが低下している人はアルツハイマー病発症のリスクが高いことが示されています。さらに、認知症を発症した群で有意に体重減少が大きかったことも明らかとなっています。これは、アルツハイマー型認知症でも脳血管性認知症でも結果は同じだったのです。なお、高齢者では基準となるもとのBMIが高い方が認知症発症のリスクが低いことも報告されています。

(C) 肥満の治療

　肥満治療が目的の場合には、標準体重1キログラム当たり20〜25キロカロリーに制限します。多くても30キロカロリー以下の制限は必要です。食事療法は糖尿病の食事とほぼ同様ですが、小柄な人や高齢者、超肥満者などの場合、1日のエネルギーが1,000キロカロリーを下回るときには、主菜となるたんぱく質を多く含む食品は、より脂肪の少ない食品を選択します。

食品の摂取絶対量が減少することに伴ってビタミンやミネラルの摂取不足が起こりやすいため、場合によっては、総合ビタミン剤あるいはマルチビタミンやマルチミネラルなどのサプリメントの利用が必要です。

　肥満は多くの疾患の危険因子となるとともに病状を悪化させます。肥満がある場合には、早期に標準体重にまで減量することが必要です。

「肥満に起因する疾患・障害」

① 高血圧
② ２型糖尿病
③ 虚血性心疾患（心筋梗塞、狭心症など）
④ 脳血管障害（脳血栓、一過性脳虚血発作など）
⑤ 高尿酸血症・痛風
⑥ 脂質異常症
⑦ 脂肪肝
⑧ 変形性関節症・腰椎症
⑨ 睡眠時無呼吸症候群
⑩ 月経異常

④脂質異常症

(a) 脂質異常症について

　脂質異常症とは、かつて高脂血症と呼ばれていたものです。コレステロールやトリグリセリド（中性脂肪）が多い状態が問題となるだけではなく、HDLコレステロール（善玉コレステロール）が少なくても動脈硬化を起こしやすいため、脂質異常症と呼ばれるようになりました。ここであらためて深く学んでいきましょう。

　血液中の主な脂質として、コレステロール、トリグリセリド、遊

離脂肪酸、リン脂質などがありますが、臨床的に問題となるのは次のような場合です。トリグリセリドは、中性脂肪またはトリアシルグリセロールと呼ばれることもあります。なお、最近では総コレステロール値はあまり問題とされなくなりましたが、参考のために数値を示せば、220mg/dl以上が高コレステロール血症です。

動脈硬化の危険因子として問題となる検査値

LDLコレステロール（悪玉コレステロール）	140mg/dl以上
トリグリセリド（中性脂肪）	150mg/dl以上
HDLコレステロール（善玉コレステロール）	40mg/dl未満

(b) 脂質異常症と認知症発症の相関関係

　脳血管性認知症の発症リスクには、高LDLコレステロール血症や低HDLコレステロール血症が関与しており、中高年期の高コレステロール血症が高齢期のアルツハイマー病および軽度認知障害（MCI）といった認知症前段階の発症の危険因子であることが示されています。また、アルツハイマー病の患者さんの血清や骨髄中では、HDLコレステロール値が低下しているとの報告もなされています。

(C) 脂質異常症で気をつけたいことおよび食品

　コレステロールが多い場合とトリグリセリド（中性脂肪）が多い場合とでは、気をつけるべき食品に違いがあります。また、動脈硬化に対して予防的に働くHDLコレステロール（善玉コレステロール）は喫煙では減少しますが、飲酒では増加することがわかっています。つまり、**適度なアルコールは動脈硬化の予防にもよい**のです。

　また、一般に市販されている調理用の植物油は、コレステロール

やトリグリセリドを減らす働きがあります。その中でも認知症の予防を考慮し、n-3系脂肪酸であるαリノレン酸を多く含むエゴマ油またはオレイン酸の多い植物油を料理に適度に使用することをお勧めします。

脂質異常症の場合には肥満ではなくてもエネルギー制限が必要です。なぜなら、エネルギーの過剰摂取は肝臓でのコレステロールの合成を促進してしまうからです。このため、肥満がなくても標準体重1キログラム当たり30キロカロリー程度に制限します。

トリグリセリドとは？

3分子の脂肪酸と1分子のグリセロールが結合してできた脂肪であり、一般に中性脂肪と呼ばれています。しかし、中性脂肪には、2分子の脂肪酸と1分子のグリセロールが結合したジグリセリドや、1分子の脂肪酸と1分子のグリセロールが結合してできたモノグリセリドも存在します。しかし、自然界に存在する中性脂肪のほとんどはトリグリセリドです。皮下脂肪や内臓脂肪もそのほとんどがトリグリセリドです。このため、中性脂肪という言葉はトリグリセリドと同義語として使われています。

「トリグリセリドが多い場合に制限したい食品」

① 砂糖、菓子類（和菓子、洋菓子を問わず、砂糖を多く含むもの）
② ジュース・コーラ・サイダーなどの甘い清涼飲料水
③ 栄養ドリンク・スポーツドリンク
④ ロース肉・バラ肉など脂肪を多く含む肉類
⑤ 果物（果物は最もトリグリセリドを増やしやすい）
⑥ アルコール飲料

　　　　　　　　　　　　　　　　　　　　　　　　　など

「コレステロールが多い場合に制限したい食品・料理」

① **肉類および乳製品全般**
モツ類（やきとり、モツ煮、モツ鍋など）、とんかつ、ステーキ、ひき肉料理（シュウマイ、ギョーザ、ハンバーグ、マーボー豆腐など）、焼肉、ハム・ソーセージ、ベーコン、バター、チーズ、牛乳など
② **内臓ごと食べる魚類**
ししゃも、めざし、わかさぎ、しらす干し、小魚の佃煮など
④ **鶏卵**
⑤ **洋菓子（生クリーム、バター、卵を含む）**
⑥ **魚卵、うに、かにみそ**

など

(d) 食事の実践方法

　病院やクリニックなどで中性脂肪が多いと診断されると、揚げ物や焼肉などの油料理を制限する人がいますが、あまり効果がありません。**中性脂肪は糖質が原料となって体内で合成されますから、まず「甘い物」の制限が必要です。**果物は最も中性脂肪を増やしやすい食品のひとつです。次に飽和脂肪酸の制限を実施し、青魚やその缶詰とオレインリッチの植物油を使用します。

　トリグリセリドを増やす原因では、高齢者全体として、ようかん、まんじゅう、最中、ドラ焼などの和菓子類の過食、中高年女性では果物の過食、中高年男性でアルコール飲料の飲み過ぎがあげられます。
　コレステロールが多い場合は、さきほど挙げた食品は控え、トリグリセリドが多い場合と同様に飽和脂肪酸の制限を実施し、青魚やその缶詰の摂取とオリーブ油またはオレインリッチの植物油を使用します。

牛乳は乳脂肪および乳たんぱく質のカゼインがコレステロールを増やしやすいため、コレステロール低下目的であれば豆乳を利用します。どうしても牛乳を使用したい場合には、低脂肪乳またはスキムミルクを利用します。
　コレステロールが多い人は、和食よりも洋食（肉食）が好きで、乳製品や洋菓子を好む傾向が見受けられます。和食を好まれる場合でも、うに、イクラ、内臓ごと食べる魚（ししゃも、めざし、わかさぎ、しらす干しなど）や焼きとり、モツ煮などを好む傾向がうかがえます。

　ちなみに以前は、えび、いか、たこ、貝類は、血中コレステロールが多い人は控えたほうがよいとされていましたが、近年は制限の必要がないことがわかっています。
　これらの食品には、コレステロールではないけれども分子構造がコレステロールとよく似ている物質が含まれていたことがわかったからです。従来は、このような物質をコレステロールだと誤解していたものと思われます。また、これらの食品にはコレステロールを下げる働きのあるタウリンというアミノ酸が含まれており、むしろ摂取した方がよいとまで言われるようになってきました。

「えび・たこ・いか・貝類は血中コレステロールが多い人でも食べてよい」

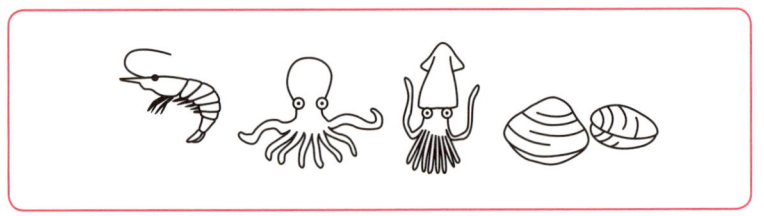

■HDL（善玉コレステロール）を減らす要因

- 喫煙
- 運動不足
- 飽和脂肪酸の過剰摂取
- 甘いものの過食
- 肥満

　HDLが多ければ、認知症の原因となる動脈硬化を起こしにくくなります。そのため減らさないようにする必要がありますので、上に挙げたことには注意しなければなりません。
　なお、適度なアルコールと運動はHDLコレステロールを増加させます。アルコールを飲めない方が無理に飲む必要はありませんが、運動は習慣として実施することが大切です。
　アルコール飲料は、日本酒1合、ビール中ビン1本、ウイスキーダブル1杯、ワイングラス2杯（200ml）、焼酎6酌（110ml）のうち、いずれかを選択すれば、HDLの増加させることができるということは頭に入れておきましょう。

⑤ 高尿酸血症

(a) 高尿酸血症とは？

　血中の尿酸が多くなった状態（7mg/dLを超える）で、痛風発症の原因となる病態です。わが国には現在500万人以上の患者さんがいると推定されています。性差が非常に大きく99％以上は男性です。大量飲酒者が多いことから、アルコール飲料を制限できれば治療の7割以上は成功したともいわれています。治療目標は尿酸値6mg/dL以下です。

(b) 尿酸とプリン体

　尿酸はプリン体という物質の最終代謝産物で、生成量の60%～80%は尿中に排泄されます。その大部分は肝臓、骨髄、筋肉などで生成されています。つまり、**プリン体は尿酸の原料となる**ということです。なお、尿酸は鳥類、爬虫類などの尿中に多量に含まれる有機酸です。

(c) 高尿酸血症によいもの、悪いもの

　プリン体の含有量だけ見れば、確かにビールはアルコール飲料の中でいちばん多く含まれていますが、プリン体を多く含むビールや日本酒、ワインなどの醸造酒はダメで、焼酎などの蒸留酒ならば飲んでも大丈夫だというのは間違いです。

　アルコールは代謝されて尿酸や乳酸に変化し、乳酸は尿酸の尿中への排泄を阻害するので、**アルコール飲料はその種類にかかわらず制限が必要**です。

　プリン体は水溶性なので、茹でたり煮たりすることによって減らすことができます。つまり、茹で汁や煮汁にはプリン体が多く溶け出していることになります。このため、コンソメスープ、ポタージュスープや、カレー、シチューなどの煮込み料理は最も好ましくない料理です。

(d) 改善方法

　エネルギー制限は尿酸の代謝を正常に近づけるため実施し、肥満・非肥満にかかわらず実施するべき事項です。特に肥満は、尿酸の代謝や排泄を阻害します。この疾患の患者さんには肥満者も多いことからエネルギー制限が基本となるのです。

　改善のために実施したいポイントをまとめますので、参考にしてください。

- プリン体を多く含む食品が制限されます。1日当たりのプリン体摂取量は400mg以下にするのがよいとされています。食品別のプリン体含有量表は、クリニックや病院でもらえます。

> ※プリン体を多く含む食品
> モツ類、レバー、かつお、まいわし、めざし、大正エビ、ししゃも、イクラなど

- 尿酸の尿中への排泄を促すため水分は積極的に摂取し、**尿量は1日2リットル以上**とします。アルカリ尿とするために野菜、海藻、きのこなどの**アルカリ性食品の積極的な摂取**が勧められます。

- 酸性食品とアルカリ性食品の重量比は1：2にしたいところです。主食類、肉類、魚介類はすべて酸性食品。果物はアルカリ性食品ですが、果物に含まれる果糖は尿酸の体内合成を促進するので、よくありません。正味で1日150～200グラム程度に制限します。

- 清涼飲料水には大量の果糖・ブドウ糖液糖が含まれていますので、禁止したい食品のひとつです。

- たんぱく質の過剰摂取は好ましくないため、おかずは少なめとし、主食（ごはん、めん類）はしっかりと摂ります。主食の摂取量が少ないとおかずの摂取量が多くなってしまいますので、注意しましょう。

- 動物性脂肪（飽和脂肪酸）は動脈硬化を促進し、尿酸の尿中への排泄を抑制するため控えます。

- 運動は尿酸代謝の改善や肥満解消のために有効ですが、筋肉疲労を起こす激しいスポーツは高尿酸血症を悪化させます。ウォーキングなどの有酸素運動がお勧めです。

③ 認知症と脳の働きとの関係

　認知症は進行性の脳の病気であり、認知機能が低下して知的な行動ができなくなってしまいますが、認知症にいたる脳の病態はさまざまです。なかでもアルツハイマー病は加齢が引き金となっていることは、本書で何度も説明している通りです。加齢にともない機能が低下した脳をいつまでも活き活きとした状態に保つため大切なことをしっかり学んでいきましょう。

1 脳には刺激と栄養の両方が必要

①日々の暮らしの中でも脳は活性化される

　脳は新しい刺激が加われば加わるほど活性化し、新しい神経回路を形成します。このことから、常に変化に富んだ生活をすることが重要です。新しいことに挑戦することは脳の活性化にも有効です。慣れないことをすることは、脳が新たな神経回路を作るきっかけとなります。逆に、単調な動作の繰り返しや慣れた作業は脳の新しい部分を刺激することにはならず、新たな神経回路の形成にもつながりません。本を読んだり、字を書いたり、ものを考えることは脳の活性化にはよいことですが、身体を動かすことも脳の活性化にはよいことです。全身の筋肉を使うことによっても脳は活性化します。**脳は使えば使うほど進化し続けるのです。**

「比較的簡単に実施できる脳を活性化する日常生活上の行動」

- 新しい趣味に挑戦する
- 日記をつける
- 読書をする
- 料理をする
- 頭と手先を使うものづくり（手芸、絵画、陶芸、レザークラフト、

第2編　認知症予防の食生活改善の基礎知識編

> 　　工作、プラモデルなど）
> ・楽器演奏
> ・私小説を書く
> ・ダンス
> ・日本舞踊
> ・スポーツ
> 　　　　　　　　　　　　　　　　　　　　　　　　　　　など

　つまり、「常に新しいことに挑戦しつづける」ことが脳を若々しく保つ秘訣となり、いつもとは違うことをすることも脳の活性化には好ましいことです。常に好奇心を持ち、いままで経験したことがないことを積極的に経験してみることが脳の新しい部分を刺激することにつながります。

　新しい人との出会いも脳を活性化します。いつも同じ人とではなく、いろいろな人と出会って話をすることなどは、コミュニケーション力が高い人が多い女性にとってはそれほど難しい行動ではないのではないでしょうか。

②料理をすると、脳に刺激と栄養を与えられる!?

　日常生活では料理をすること自体が脳の活性化によいとされています。

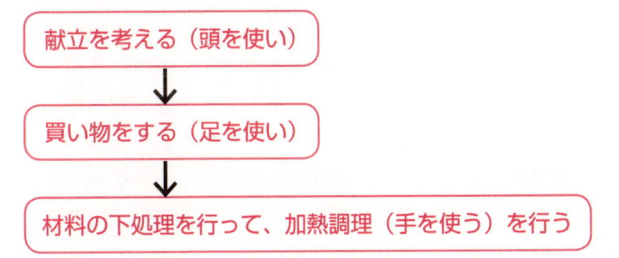

> 献立を考える（頭を使い）
> ↓
> 買い物をする（足を使い）
> ↓
> 材料の下処理を行って、加熱調理（手を使う）を行う

135

これらの一連の動作が脳のいろいろな部分を刺激することになり、脳の活性化によいとされているのです。さらに、でき上がった料理の盛り付けや器を考えるなど、配膳のときまで自然と頭を使うことになります。

　その他、たとえば冷蔵庫の残り物を使った料理を考えることも脳を刺激することになります。いままで作ったことがない料理を作ることは脳を刺激します。手順が複雑であればあるほど脳は刺激を受けるのです。そう考えると、料理は家事の中で、最も頭を使う創造的な作業だと言えるのではないでしょうか。

　そのうえ、自らが認知症予防を含め身体によい献立を考え、料理することで、適切な栄養を摂取できるわけですから、認知症予防において料理は一石二鳥のものと言えそうです。

■料理と死亡率の関係

　台湾の公衆衛生学の研究チームが65歳以上の男女約1,900人を対象に、料理の習慣、買い物の習慣、食生活、喫煙の習慣などの生活習慣についての聞き取りなどを10年間にわたって追跡調査しました。その間に、対象者の約37%が亡くなってしまいましたが、「週に3～5回料理をする女性」は、「まったく料理をしない女性」に比べて、10年後の死亡率が32%低く、「週に5回以上料理する女性」は10年後の死亡率が48%も低かったのです。

　男性の場合は、「週5回以上料理をする男性」は「料理をしない男性」に比べて20%も死亡率が低いという傾向が示されたということです。この研究チームによると、「自分で積極的に料理をする人はより栄養価の高い食品を選択する傾向にあり、その結果できた食事が寿命によい影響を与えた可能性がある」と分析しています。

　また、料理をする人の多くは、たばこを吸わず、アルコールの摂取量や肉の摂取量が少ない傾向にあるため、がんや心臓病のリスクが低く、死亡率が低かったのではないかと分析しています。

③脳とエネルギー

　脳は体重の2%程度の重量であるにもかかわらず、エネルギー代謝は重量当たりで非常に高く、エネルギー消費量は体全体の約20%（400～500キロカロリー）にも達しています。つまり、**わずか1,300グラム前後の臓器が人間の体全体のエネルギーの20%も消費して**いることになります。

　脳は脳血液関門によってブドウ糖（グルコース）しかエネルギー源として利用できないため、1日当たり100～125グラムの糖質が必要です。つまり、エネルギーにして、400～500キロカロリー分です。

　ブドウ糖（グルコース）の重合物（1種類の分子が2個以上結合してできた分子量の大きな新たな化合物）であるグリコーゲンは肝臓にほとんど貯蔵されていませんので、血糖が直接エネルギー源として利用されます。このため、空腹時であっても血糖は一定の濃度に維持されています。肝臓に貯蔵されているグリコーゲン量は50～60グラム程度なので、脳が1日に必要とするエネルギーを供給するためには、1日数回食事をして糖質を補給する必要があります。したがって、1日3食を摂ることは、このような意味においても理にかなっているといえます。

　血糖値が低下すると脳へのエネルギー供給が不十分となって脳の働きは低下します。朝食抜きだと長時間糖質が供給されていないので血糖値は低くなり、脳は十分な機能が発揮できなくなって集中力や記憶力が低下します。血糖値が50mg/dL以下を低血糖といいますが、血糖値が40mg/dL以下になるとけいれんを起し、ついには死に至ります。

4 脳にとって望ましい食事とは？

脳に好ましい食事とは何かを考えていくことは、認知症予防を実践するにあたり、一つの出発点になります。認知症予防食生活支援指導員として活躍していくためにもしっかり向き合いたいテーマです。

1 結局、どんな食事が脳によいのか？

①野菜・果物・トランス脂肪酸・魚がカギ

　脳にとって望ましい食事を考える前に、脳にとって望ましくない食事を考えてみましょう。脳にとって望ましくない食事とは、動脈硬化を促進・誘発し、疫学的にアルツハイマー病の発症と正の相関が認められている食物（摂取するほど発症率が高まる食物）を摂取すること、あるいは負の相関が認められている食物（摂取するほど発症率が低下する食物）をあまり摂取しないことです。

　具体的には、動物性脂肪（飽和脂肪酸）の過剰摂取、パンやスナック菓子・洋菓子などによるトランス脂肪酸の過剰摂取、魚食が少ないこと（EPA・DHAの摂取不足）、野菜・果物の摂取量が少ないこと（フィトケミカルの摂取不足）などです。これらの食事は認知症発症のリスクを高めると考えられます。

　以上のことから、脳にとって好ましい食事とは、次のようなものになります。

> 野菜・果物を十分に摂取し、動物性脂肪、トランス脂肪酸の過剰摂取を控え、積極的な魚食を行う！

②健康な脳細胞を維持するために必要な栄養素

　米国オレゴン健康科学大学医学部の研究チームによれば、血液中にビタミンB、C、D、E（野菜、果物に多く含まれる）、およびn-3系（ω3）脂肪酸（魚食に多く含まれる）が多いと認知テストの反応が早く、脳の萎縮も見られなかったのに対し、トランス脂肪酸の血中濃度が高いと認知テストの成績が振るわず、脳が萎縮傾向にあることがわかりました。

　米国カリフォルニア大学の研究チームは、マウスのエサにn-3系（ω3）脂肪酸であるDHAを混ぜてアルツハイマー病との関連性を調査しました。その結果、大量のDHAがエサに含まれていたマウスは、少量しか含まれていなかったマウスより、アルツハイマー病の兆候を示す脳の老人斑が40％も少なかったということです。
　動物実験の結果がそのままヒトにも当てはまるとは限りませんが、このことからDHAにアルツハイマー病を予防する効果がある可能性が示されたことになります。この結果は、かつて魚食が多かった日本人にアルツハイマー病が少なかった事実と合致します。

　健康な脳細胞を維持するためには、脂っこい食事を控えることが重要であると考えられています。脂っこい食事とは、肉類や乳脂肪などの動物性脂肪（飽和脂肪酸）の過剰摂取とn-6（ω6）系脂肪酸の過剰摂取です。

2 日本人の食生活の変化と認知症

　かつての日本人にはアルツハイマー型認知症が少なく、脳血管性認知症の方が多かったのですが、この発症率が逆転した理由として、食生活の変化が注目されました。いまから50年以上も前の昔の日本人の食事は、いまよりも塩分摂取量が多く、たんぱく質や脂

肪の摂取量が少なかったため血管が切れやすく、いまほど飽和脂肪酸の摂り過ぎもありませんでした。このため、高血圧によって血管が切れて脳出血を起こし、脳血管性認知症が多かったと推測されます。また、魚食によりDHAを日頃の食事から摂取し、肉食や洋食が少なかったため飽和脂肪酸やトランス脂肪酸の摂り過ぎもなく、それに加えて漬物・納豆やみそなどの発酵食品も日常的に摂取していたため、アルツハイマー型認知症には罹りにくかったことが推測されます。

　あらためて、単純な言い方をすれば、**魚食中心で発酵食品を多用し、野菜や果物を十分に摂取することが脳にとって望ましい食事**と言えそうです。

5 認知症と活性酸素

活性酸素は、老化やさまざまな病気の一因として考えられる物質ですが、活性酸素を除去することで、がんなどの生活習慣病を防ぐ効果があることが明らかになってきました。では、活性酸素を除去するためには何を行えばよいのでしょうか。

1 活性酸素とは？

活性酸素とは低分子酸素化合物で、反応性が比較的高いものすべてを指しますが、学術的にはあいまいな言葉です。

大気中にある普通の酸素よりもはるかに化学反応を起こしやすい酸素で、周りにある物質を酸化する力が強く、**皮膚や体が老化するのは主にこの活性酸素の有害作用だと考えられています。**

相互に反応して連鎖的に強い酸化剤を生成し、生体内で殺菌作用などに利用されるだけではなく、無差別かつ有害な酸化反応を引き起こすことから、がん、動脈硬化、老化をはじめとして種々の疾患や病態の成因の一つと考えられているものです。

現在、酸素分子から生じる17種類ほどの活性酸素が知られています。

2 活性酸素を防ぐには？

人体にはもともと、スーパー・オキシド・ディスムターゼ（SOD:Super Oxide Dismutase）という酵素を作り出す作用が備わっており、これが活性酸素に対する防御システムとなっています。

食品などから摂る、**ビタミンC、ビタミンE、βカロテンや各種のポリフェノールなどの抗酸化成分**も活性酸素の害を防ぐうえで役立つとされています。

食べ物からエネルギーを取り出したり、運動したり、日光に当た

るなど、さまざまな生活の場面において、いろいろな化学反応が起こっていますが、その過程で活性酸素が発生します。

　活性酸素は身体のあらゆる部分を酸化させます。遺伝子にダメージを与えたり、皮膚コラーゲンや臓器を作るたんぱく質を変性させたりするのは、すべて酸化作用によるものです。このため、活性酸素は老化を促進する物質として恐れられています。
　活性酸素と言うと「悪者」のように思われがちですが、活性酸素は貪食（むさぼり食うこと）により食細胞の内部に取り込んだ微生物の殺菌に必須の防御因子です。ただ、大量に産生されると炎症の進展など、マイナスを引き起こすのです。

❸ 認知症を予防する食べ物

　認知症は脳の酸化と考えることもできるため、酸化を促進する活性酸素を抑制することができれば、認知症の予防にも効果があると考えられるわけです。酸化を起こさなくする働きのある物質を抗酸化物質と言います。**活性酸素を除去することができれば、がん、心臓病、動脈硬化だけではなく、認知症も予防できる可能性がある**のです。

■抗酸化物質について

- ビタミンE
- ビタミンC
- カロチノイド（βカロテン）

　これらは抗酸化作用を有する成分として有名で、自らが酸化することによって周囲のたんぱく質などの酸化を防ぎます。

- ポリフェノール類

　また、活性酸素を除去する物質の一つとして、ポリフェノール類が注目されています。ポリフェノールは抗酸化作用が強い植物成分で、野菜や果物の色素などに含まれており、渋みやえぐ味の成分でもあります。5,000種以上が知られています。

【ポリフェノールが含まれる食物】
- 赤ワインのプロアントシアニジン
- お茶のカテキン
- 大豆のイソフラボン
- そばのルチン
- ごまのリグナン
- コーヒーのクロロゲン酸
- 玉ねぎのケルセチン
- 紫芋のアントシアニン

などが有名です。

　これらは油脂類に対する抗酸化作用が認められ、がんや心臓病の予防に効果がある物質として注目されるようになりました。

6 認知症と腸の働きとの関係

　腸（主に小腸と大腸）には摂取した食べ物を分解し、栄養分や水分、ミネラルを吸収するはたらきがあります。適切に栄養を摂取することは、人が健康を保ち続けることに役立ちます。腸の機能と役割を理解し、認知症予防を含めた健康増進につなげましょう。

1 腸のしくみ

　腸は**小腸**と**大腸**に分けられ、小腸はさらに**十二指腸**（約25cm）、**空腸**（残りの約$\frac{2}{5}$）、**回腸**（残りの約$\frac{3}{5}$）に分けられ、大腸は**盲腸**、**結腸**、**直腸**に分けられます。結腸はさらに、上行・横行・下行・S状結腸に分けられます。

　栄養分の吸収は主に小腸で行われ、水分と電解質（ミネラル）の吸収は大腸で行われます。

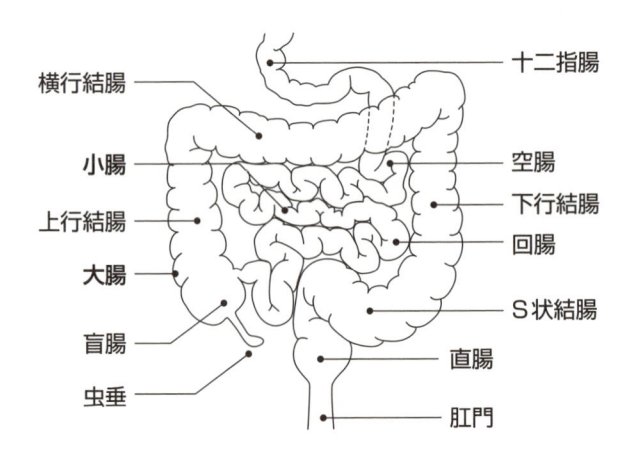

腸は「第2の脳」と呼ばれることもあり、最も原始的な生物（ヒドラ）の体は腸だけでできています。腸は免疫力をアップするためにも重要な臓器であり、腸内環境をよくしておくことは身体全体の健康維持・増進にも役立ちます。

2 腸内細菌と腸内環境

腸には100種類100兆個の細菌が棲みついており、顕微鏡で見るとこれらの細菌がお花畑のようにひしめき合っている姿から「ミクロフローラ」と呼ばれています。

フローラとは古代ローマの花・豊穣の女神の名前です。ミクロフローラは腸内細菌叢とも言います。「叢」とは草むらのことです。ミクロフローラを形成する細菌は大きく、**善玉菌**、**悪玉菌**、**日和見菌**の3つに分けることができます。

1　善玉菌	
私たち人間にとって、健康維持・増進のために有用な働きをしてくれる「善玉菌」です。ビフィズス菌や納豆菌、乳酸菌は善玉菌の代表格です。	
2　悪玉菌	
食物残渣を分解して、インドール、スカトール、アンモニアなど、私たちに有害有毒な物質を生成する「悪玉菌」です。大腸菌、クロストリジウム、ウェルシュ菌などの食中毒菌があります。	
3　日和見菌	
普段は悪玉でも善玉でもない菌で、そのときの勢力次第で善玉になったり悪玉になったりする菌であり、勢力が強い方に加勢する性質を持っています。このような性質から日和見菌と呼ばれています。	

ちなみに、日和見菌は体調が不良になると悪い働きをします。日和見菌が善玉菌に加勢するか悪玉菌に加勢するかは、年齢、生活環境、身体状況などによって左右されますが、最も菌が変動するのは食事による影響です。

肉類や脂肪の多い食事は悪玉菌を増殖させ、豆類、いも類、海藻、きのこ、野菜などの食物繊維の多い食事は善玉菌を増殖させます。

❸ 腸内環境をよくするには？ 〜プロバイオティクスとプレバイオティクス〜

　腸内環境がよい状態とは、ビフィズス菌や乳酸菌などのいわゆる善玉菌が優位に保たれている状態にあるということです。この状態では、腸内での有害物質の生成を抑制するとともに、有毒ガスの生成も抑えることになります。

　腸内環境をよくするためには二つの方法があり、一つは善玉菌を外部から供給する方法です。ヨーグルトを食べたりビフィズス菌飲料や乳酸菌飲料を飲む方法で、生きた菌あるいは生きた菌を含む食品を**プロバイオティクス**と言います。生きた善玉菌そのものの供給によって腸内細菌叢を良好に保つということです。

　もうひとつは菌そのものではなく、有用菌の増殖効果をもたらすオリゴ糖などのビフィズス因子であり、これを**プレバイオティクス**といいます。オリゴ糖などのビフィズス菌を増殖する作用のある物質を外部から供給することによって、善玉菌を増やすという考え方です。オリゴ糖は玉ねぎやバナナなど、野菜や果物にも含まれています。

　オリゴ糖が善玉菌を増やすしくみは次の通りです。オリゴ糖や食物繊維などの難消化吸収性糖質は小腸では消化されずに大腸まで到達し、腸内細菌によって分解されて酪酸（らくさん）や酢酸（さくさん）などの短鎖脂肪酸を生成します。このため腸管内は酸性に傾きます。ビフィズス菌や乳酸菌は、酸性環境に比較的強いため生き残って増殖できますが、酸性に弱い腐敗菌や病原菌などは増殖が抑制され、結果的に有用菌（善玉菌）が増加して有害菌が減少するのです。

なお、プレバイオティクスにプロバイオティクスを組み合わせた製品を**シンバイオティクス**といいます。

4 プロバイオティクス商品

プロバイオティクス商品として、ヨーグルトやビフィズス菌飲料、乳酸菌飲料のほかには、キムチ、ぬか漬けも乳酸発酵食品です。その他に納豆や塩麹などの発酵食品も含まれます。これらの食品は有害菌の増殖を抑制し、腸内環境を良好に保つのに有効です。

「プロバイオティクス食品（善玉菌を供給する食品）リスト」

> ぬか漬け
> キムチ
> 納豆
> ヨーグルト
> 塩麹
> 味噌
> 甘酒
> 乳酸菌飲料
> ナチュラルチーズ
> その他の発酵食品
> 　　　　　　　　　　　　　　　など

腸内環境をよい状態にすることで、吸収した栄養素を脳をはじめとする体全体に行き渡らせることができます。健康な腸を維持することは、認知症予防にもつながるのです。

7 認知症と神経細胞の働きとの関係

神経細胞は、脳の機能を補う働きをする可能性があると言われています。認知症は脳の疾患であり、神経細胞の働きを活性化させることで、認知症予防に一定の役割を担うことが期待できます。

　脳という臓器が他の臓器と異なる大きな特徴のひとつは、一度壊れた細胞は再生できないということです。脳では50〜55歳位から神経細胞が変性してくる病理所見が確認されています。
　しかし、脳には驚くべき機能が備わっており、脳細胞が死滅してある神経回路が遮断されたとしても、それを補う機能が存在するということです。

　この**新しい神経回路を接続する役割としてDHA（ドコサヘキサエン酸、詳細は後述）が関わっている**と考えられています。
　DHAを積極的に摂取することは、新しい神経回路を形成することにつながります。
　つまり、**魚食は神経回路の形成という面でも認知症の予防につながる可能性がある**と言えるのです。

　いまのところ認知症は原則的には不可逆的な疾患であり、元には戻らないと考えられていますが、破壊された脳細胞が元に戻らないとしても、破壊されていない他の脳細胞との新しい神経回路を形成することにより、失われた機能を補う働きが生まれる可能性が多少は期待できるということです。

第2章

認知症を予防する食生活改善の実践

1 食品摂取量と認知症予防との関係

認知症予防と関連する食生活改善は、第1章で学んだ基本知識を知るだけでなく、実践していくことが大切です。ここでは日常生活で実用できる内容について学習していきましょう。

1 食事バランスガイド

　動脈硬化予防の食事は認知症予防にも効果的であることは前述したとおりですが、それでは何をどれくらい食べればよいのでしょうか。

　食事の摂取量を食品レベルではなく、栄養素レベルで示したものに『日本人の食事摂取基準（2015年版）』がありますが、1日の摂取目安量を料理レベルで示したものとしては、「**食事バランスガイド**」というものがあります。食事バランスガイドはコマのようなその形から、「フードコマ」と呼ばれることもあります。コマの本体が1日当たりの栄養素（食事）を示し、コマの軸は水・お茶、コマを回転させるのは適度な運動を表現しています。全体をコマの形にしたのは、バランスが悪いとこのコマは倒れてしまうという意味が込められています。

　「食事バランスガイド」では、食品または料理を主食、主菜、副菜、牛乳・乳製品、果物の5グループに分類し、図で示したものです。生活習慣病予防のために、1日の個人の総エネルギーに応じてそれぞれ1日どのくらいを摂取すればよいのかを示すことにより、エネルギーに応じた栄養素の過不足がない食事ができるように工夫されています。それぞれの分類ごとに、「1つ」とカウントする量があり、1SV（サービング）という単位で表現しています。

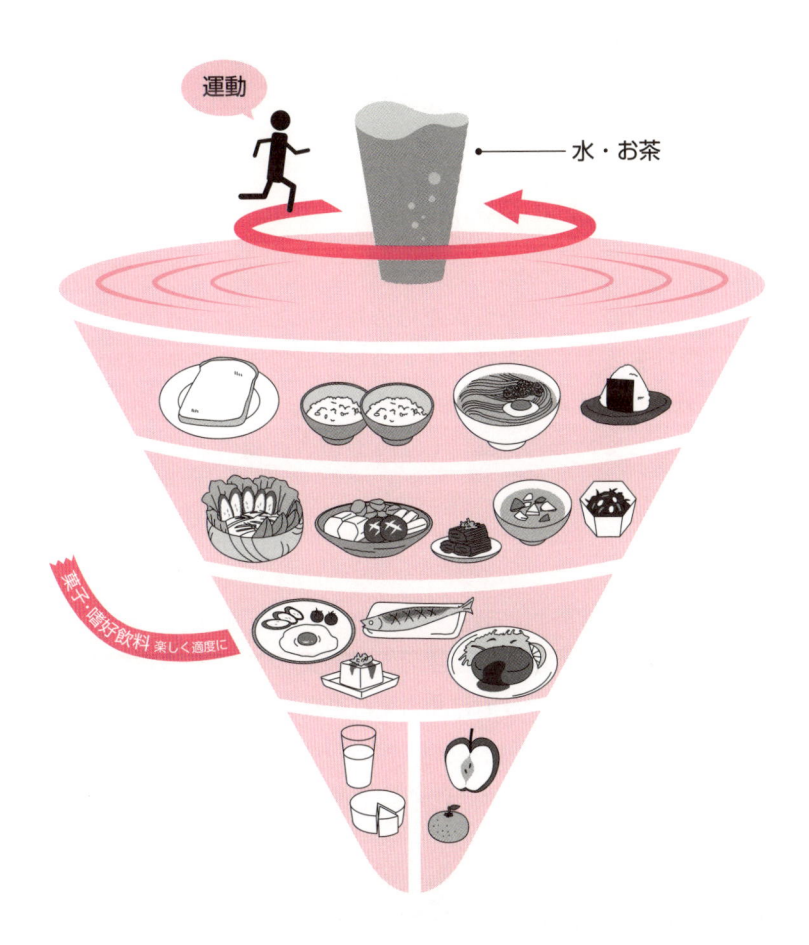

第2編　認知症予防の食生活改善の基礎知識編

出典：農林水産省ホームページ（http://www.maff.go.jp/j/balance_guide/kakudaizu.html/）

① 主食に分類されるもの

　ご飯、めん類、パンなどがあり、炭水化物主体でエネルギーを供給するものです。1SV＝炭水化物約40グラムに相当します。ちなみに、主食1SVの例として、おにぎり1個、食パン1枚程度です。

② 主菜に分類される料理

　材料として、肉、魚介、卵、大豆製品（豆腐類）を含んだものであり、野菜炒めのような野菜だけの料理は主菜には分類されません。これは主としてたんぱく質を供給する料理群です。1SV＝たんぱく質約6グラムです。1SVの例として、冷や奴、目玉焼き、3SVの例としてハンバーグ、しょうが焼き、鶏のから揚げなどがあります。

③ 副菜

　野菜の煮物、酢の物、お浸し、サラダなど、野菜、きのこ、海藻、いも、大豆以外の豆類を主として供給する料理群です。1SV＝主材料の重量約70グラムに相当する料理です。1SVの例として、野菜サラダ、ほうれん草のお浸し、きゅうりとわかめの酢の物などが、2SVの例として野菜の煮物などがあります。

④ 牛乳・乳製品のグループ

　このグループにはチーズも含まれます。1SV＝カルシウム約100ミリグラムを含みます。牛乳200ミリリットルで2SVです。

⑤ 果物

　果物はビタミンCやカリウムなどの供給源です。1SV＝主材料約100グラムに相当します。1SVの例として、りんご半分、みかん1個、バナナ1本程度の果物が相当します。

⑥ 水・お茶

食事以外に欠かすことのできないものなので、コマの中心の軸に示されています。

⑦ 菓子・嗜好飲料

菓子・嗜好飲料はコマのひもとして示されています。

⑧ 運動

運動も必要なものとして、図に表現されています。

上記の各区分（グループ）の量のつりあいと、運動による回転のいずれが欠けてもコマは安定せずに倒れてしまいます。

2 認知症予防と食事バランスガイド

認知症も生活習慣病の一つであると考えるのならば、この「食事バランスガイド」が1日の食品の摂取目安量を知るうえで参考になります。認知症予防の観点からは、この中でも特に、**魚と野菜・果物の摂取量を、1日の摂取エネルギーが増加しすぎない程度に増やすことが大切です。**

2 認知症を予防する脂肪の摂り方
～魚料理をもっと食べよう～

第1章で脂肪の質について概要を学びました。ここではあらためて脂肪に焦点をあて、認知症予防に役立つ脂肪の摂取のしかたを学びましょう。

1 脂肪について

脂肪の大部分は脂肪酸という物質で構成されています。もう一つの構成成分はグリセロールという物質です。

脂肪酸は炭素（C）、水素（H）、酸素（O）の化合物で、自然界に存在する脂肪酸の多くは炭素数が16～22です。炭素数が7個までのものを短鎖脂肪酸、8～12個のものを中鎖脂肪酸、13個以上のもの長鎖脂肪酸と言いますが、食用油は長鎖脂肪酸です。食酢に含まれる酢酸、バターに含まれる酪酸も脂肪酸の一種です。

このうち炭素の二重結合を持つ脂肪酸を**不飽和脂肪酸**、持たない脂肪酸を**飽和脂肪酸**と言います。不飽和脂肪酸のうち、炭素の二重結合を一つ持つものを**一価不飽和脂肪酸**、二つ以上持つものを**多価不飽和脂肪酸**と言います。

```
脂肪酸 ┬ 飽和脂肪酸  →炭素の二重結合を持たない
       └ 不飽和脂肪酸 ┬ 一価不飽和脂肪酸→炭素の二重結合を一つ持つ
                      └ 多価不飽和脂肪酸→炭素の二重結合を二つ以上持つ
```

2 不飽和脂肪酸と飽和脂肪酸

① 不飽和脂肪酸

不飽和脂肪酸は炭素（C）の二重結合の位置によって、n-3系列、

n-6系列、n-9系列に分類され、n-3系列で有名なのがEPA（エイコサペンタエン酸）、DHA（ドコサヘキサエン酸）であり、n-6系列で有名なのがリノール酸やアラキドン酸です。これらはいずれも多価不飽和脂肪酸です。

(a) EPAとDHA

EPA（エイコサペンタエン酸）、DHA（ドコサヘキサエン酸）は脳内において抗炎症作用を発揮し、神経細胞死を抑制し、神経再生を促進する効果があるとされています。さらに、コレステロール低下作用も有し、動脈硬化抑制作用があるため、血管障害に起因する脳血管性認知症の病態悪化を抑制するとされています。

(b) リノール酸

リノール酸は必須脂肪酸であり、食物から必ず摂取しなければならない重要なものですが、近年リノール酸のとり過ぎは、がんや動脈硬化などを誘発することが明らかとなってきました。

(c) オレイン酸

n-9系列に分類されているのがオリーブ油に多く含まれているオレイン酸で、これは一価不飽和脂肪酸です。油脂は二重結合が多いほど酸化しやすく、二重結合を多く有する脂肪酸を含む魚油が酸化しやすいのはこのためです。

② 飽和脂肪酸

不飽和脂肪酸に対して、炭素の二重結合を持たない飽和脂肪酸は酸化しにくいという特長がありますが、とり過ぎると血中コレステロールを増やしたり動脈硬化を起しやすいという欠点もあります。

3 認知症予防に効果がある食べ物

① 青魚

　EPA、DHAは白身魚よりも青魚（いわし、さば、さんま、まぐろなど）に多く含まれているため、**脂の乗った青魚を習慣的に摂取することがアルツハイマー病や脳血管性認知症などの認知症症状を抑制するために有効**であるとされています。

　EPAやDHAは動脈硬化を予防することがわかっています。毎日または週に少なくとも1回以上、習慣的に魚を摂取することは認知症の発症率を約40％軽減させたとの報告もなされています。

　また、第1章でも述べましたが、脳神経回路の接続にはDHAが有効な働きを担っているため、DHAを多く含む青魚を毎日摂取することは、認知症予防に効果的であると言えます。

「青魚のDHAをとる方法」

> 　刺身、いわしのつみれ、しめさば、さんまの塩焼きなどが考えられます。
> 　なるべく高温加熱しない調理方法がDHAを変化させずに済みます。
> 　缶詰でもDHAは摂取できますので、さば・いわし水煮缶、ツナ缶、かつお缶などを、いろいろな料理の素材として利用するとよいでしょう。
> 　鮭は青魚ではなく白身魚に分類されますが、あの赤い色はエサによって蓄積されたものであり、アスタキサンチンというカロテノイドの一種です。これには強力な抗酸化作用があり、なんとビタミンEの500倍と言われています。アスタキサンチンには脳の炎症を抑える抗炎症作用も強く、脳の活性酸素も除去してくれます。

②オリーブ油

　オリーブ油に多く含まれている脂肪酸はオレイン酸という脂肪酸で、他の植物油よりも酸化しにくいという特長があります。オリーブ油の中でもエキストラバージンオイルには、ビタミンやミネラルが豊富に含まれています。

　オリーブ油をとる人のアルツハイマー病にかかるリスクは半減するとも言われており、料理にオリーブ油を使用することは認知症予防に有効であると考えられます。

　パンにはバターやマーガリンの代わりにオリーブ油（エキストラ・バージンオイル）を塗り、炒め物や焼き物にもオリーブ油を使用するとよいでしょう。

■地中海料理は認知症に効果がある！

　オリーブ油を多用した、魚介類や野菜・果物が豊富な料理を地中海料理と呼んでいますが、近年欧米を中心に認知症予防効果があると注目されています。

　米国の研究によると、地中海料理の摂取頻度の高い群と低い群でアルツハイマー病発症率を比較したところ、地中海料理の摂取頻度の高い群では、アルツハイマー病発症リスクが40％軽減したとのことです。

4　トランス脂肪酸には認知症リスクがある

　トランス脂肪酸という脂肪酸が存在し、トランス脂肪酸のとり過ぎはLDLコレステロール（悪玉コレステロール）を増加させ、動脈硬化のリスクがあることが米国のハーバード大学の研究チームに

よって明らかにされました。また、トランス脂肪酸はHDLコレステロール（善玉コレステロール）を低下させることでも知られています。

　トランス脂肪酸はマーガリンやショートニングなど、液体の油に水素を添加して人工的に製造された硬化油と呼ばれる油脂に多く含まれている脂肪酸であり、がんや心臓病の危険が増加するとして問題となっています。ニューヨーク市ではトランス脂肪酸を市内の飲食店の食品から削減する計画が出されました。

　また、米国のオレゴン健康科学大学医学部の研究チームは、トランス脂肪酸の血中濃度が高いと認知症テストの成績が悪く、脳が萎縮傾向にあることを明らかにしました。以上により、**トランス脂肪酸のとり過ぎは、動脈硬化のみならず、認知症のリスクもある**ことがわかりました。

　次の食物の食べすぎはトランス脂肪酸の大量摂取につながります。

・洋菓子類
・パン
・クッキー
・ビスケット
・スナック菓子やジャンクフードなど
→マーガリンやショートニングを多く含む食品

「n-3系脂肪酸含有量」

下記に、正味100グラム中のn-3系脂肪酸の含有量（g）を示します。

さんま生	3.95	まいわし生	3.16	ぶり生	3.35
ぎんざけ生	2.56	めざし生	2.85	はまち生	3.63
うなぎ蒲焼	2.87	しめさば	6.03	まぐろトロ	5.81
まさば生	1.53	さば味噌煮缶	3.33	オイルサーディン	2.45
さば水煮缶	2.73	たちうお生	3.15	まあじ生	0.81

「脂肪酸の種類」

	炭素数	二重結合数	脂肪酸名
短鎖脂肪酸	1	0	蟻酸
	2	0	酢酸
	4	0	酪酸
	5	0	バレリアン酸
	6	0	カプロン酸
	6	0	ヘプチル酸
中鎖脂肪酸	8	0	カプリル酸
	10	0	カプリン酸
	12	0	ラウリン酸
長鎖脂肪酸	14	0	ミリスチン酸
	14	0	ミリストレイン酸（n-9系）
	16	0	パルミチン酸
	16	1	パルミトレイン酸（n-7系）
	18	0	ステアリン酸
	18	1	オレイン酸（n-9系）
	18	2	リノール酸（n-6系）
	18	3	αリノレン酸（n-3系）
	18	3	γリノレン酸（n-6系）
	20	0	アラキジン酸

長鎖脂肪酸	20	4	アラキドン酸（n-6系）
	20	5	エイコサペンタエン酸（EPA）（n-3系）
	22	0	ベヘン酸（ドコサン酸）
	22	5	イワシ酸
	22	6	ドコサヘキサエン酸（DHA）（n-3系）
	24	0	リグノセリン酸
	26	0	セロチン酸
	28	0	モンタン酸
	30	0	メリシン酸

3 脳と糖のかかわり

脳を動かすエネルギーは糖です。食事などで糖を摂取することで認知機能が働くことをまず理解し、脳の疾患である認知症と食生活における糖の摂取は密接な関係にあることを学びましょう。

　第1章で学んだとおり、脳はエネルギー源としてブドウ糖（グルコース）しか利用することができませんが、例外的にケトン体という物質を利用することができます。

　ケトン体はアセトン体とも呼ばれる脂肪酸の代謝産物であり、極端なエネルギー不足（飢餓）や異常代謝により生体内に蓄積されるケトン類の総称です。
　糖尿病ではインスリン欠乏の結果、組織内のブドウ糖が低下して、肝臓におけるケトン体産生が増加し、多量のケトン体が血中に生じ、アシドーシス（酸血症）を起こして重症のときには昏睡に陥ります。

　健康な状態では動脈血のpHは常に7.35〜7.45の間の弱アルカリ性に保たれており、どんなに酸性食品ばかり食べても、血液が酸性（pH7未満）なることはありません。pHが7.35を下回った場合をアシドーシスと言います。
　これがいわゆる血液が酸性に傾いた状態です。逆にアルカリ性に傾き、7.45を上回った状態をアルカローシスと言います。どちらも病的な状態であり、直ちに治療が必要です。

4 認知症と糖尿病のかかわり

これまでにも認知症予防と糖尿病に関する基礎知識を学びました。この単元では、さらに知識を深めるべく、認知症予防に役立つ糖尿病改善に関する実践知識をさまざまな角度から学びます。

1 糖尿病予防が認知症予防に有効である理由

糖尿病は認知症の発症率を約2倍高める危険因子です。高血圧と同様に中年期の糖尿病が認知症と関連しているとされています。

インスリンというホルモンの効きが悪くなる代謝異常をインスリン抵抗性といいますが、この典型的な病気が糖尿病です。米国ペンシルベニア大学の研究チームにより、インスリン抵抗性は記憶障害と密接な関係にあることが分かってきました。

耐糖能異常の高齢者は正常高齢者に比べてアルツハイマー病の発症率が60%も高いことがわかっており、糖尿病およびその予備軍のアルツハイマー病発症率は73%も高かったという九州大学（清原裕教授）の調査結果があります。

耐糖能異常とは、体内の糖代謝がうまくいかないために血糖値が高めに推移している状態で、糖尿病の一歩手前の境界型糖尿病などの状態を言います。

ペンシルベニア大学の研究チームによれば、アルツハイマー病の患者さんは、糖尿病を発症していないのに脳の中だけ糖尿病を発症しているような状態に陥っていることが判明したのです。

このことから、**糖尿病の治療および高血糖にならないような食事の改善は、認知症の予防の上でも有効な手段**であることが示唆されます。

■ 糖を利用できないときはどうすればいい?

　アルツハイマー病の患者さんの脳ではインスリンの効きが極端に悪くなっていることがわかっています。インスリンは血液中のブドウ糖（血糖）を細胞に送り込むための後押しをしてくれるホルモンですから、インスリンの効きが悪いと脳の神経細胞は脳の唯一のエネルギー源であるブドウ糖を利用できなくなり、記憶障害などの症状を悪化させると考えられているのです。
　しかし、インスリンの効きが悪くブドウ糖を利用できなくても、ケトン体が供給できれば神経細胞は活性を保つことができます。
　炭素数8～12個の中鎖脂肪酸（MCT）と呼ばれる脂肪酸は、私たちが日常食事から摂取している脂肪（長鎖脂肪酸）とは異なり、水溶性成分と同様の消化吸収過程を経て代謝されます。その際に代謝産物としてケトン体を生成します。中鎖脂肪酸はココナツオイルに多く含まれており、アルツハイマー病の症状改善に効果があったという報告もなされています。中鎖脂肪酸は粉末または液体の状態で市販されており、病院では消化吸収のよい（早い）脂肪として、エネルギーを多く摂らなければならない慢性腎不全食や透析食に利用されています。

2 糖尿病の発展知識

① 糖尿病の診断基準など

　糖尿病については本書の中で既に何度か解説しましたが、ここではさらに糖尿病についての理解を深めましょう。
　糖尿病という病名がついていますが、糖尿病は尿糖（尿中のブドウ糖）では判断できません。尿糖が出ていても糖尿病ではない場合もありますし、尿糖が出ていなくても糖尿病であることはあります。正確には血糖（血液中のブドウ糖）を調べなければ判断できま

せん。

　腎臓は血液中の有害物質や老廃物をろ過して尿を製造している臓器ですが、腎臓の閾値（ある反応を起こさせる最低の刺激量）が低いために血糖が正常でも尿に糖が出ることがあります。これを腎性糖尿といいます。若年者にこのような傾向が見られることがあります。小学生が学校の尿検査で尿糖が発見され、精密検査をしてみたらなんでもなかったというのはこの例です。
　これとは逆に、腎臓の閾値が高いために、血糖値が高いのに、つまり糖尿病なのに尿に糖が出ないことがあります。高齢者にはこのような傾向が見られます。高齢者の場合、尿に糖が出ていないからといって安心はできません。

　糖尿病の状態や体内でのブドウ糖の利用状態、および血中のインスリン濃度を把握するため、75g経口ブドウ糖負荷試験（75gOGTT）が行われます。これは空腹時に採血後、75グラムのブドウ糖が溶けている炭酸水（トレランG）を飲み、30分後、60分後、120分後に採血を実施し、血糖と血中インスリン濃度を測定するものです。サイダーのように炭酸が入っているのは飲みやすくするためで、炭酸が入っていないと甘すぎてとても飲めたものではないからです。
　75g経口ブドウ糖負荷試験では、時間経過とともに血糖の上昇具合や降下具合、インスリンの分泌具合を把握することができ、より正確な患者さんごとの糖尿病の程度を知って診断と治療に役立たせます。
　参考のため、糖尿病の診断基準を示します。次のいずれかに該当した場合に糖尿病と診断されます。

①	尿病の症状があり、随時血糖	200mg/dl以上
②	空腹時血糖	126mg/dl以上
③	75g経口ブドウ糖負荷試験の2時間値	200mg/dl以上
④	HbA1c	6.5%以上

※空腹時とは、最低8時間以上はエネルギー摂取がない状態のことです。

HbA1cとは?

　ヘモグロビン・エイ・ワン・シーと読み、過去1〜2ヵ月前の血糖の平均値がわかる検査です。グリコヘモグロビンとも呼ばれます。
　赤血球中に存在するヘモグロビンという血色素は、血糖値が高ければ高いほど血糖と結合する割合が大きくなり、一度結合すると血糖値が下がっても赤血球が消滅するまで離れないということがわかっています。ヘモグロビンにブドウ糖が結合している割合なので、%で表します。赤血球の寿命は約120日ですが、すべての赤血球が一度に入れ替わるわけではないので、HbA1cを調べることにより、過去1〜2ヵ月前の血糖の平均値がわかります。正常値は5.8%以下です。7%を超えたら問題で、8%を超えると入院を指示されることが多いようです。

②三大合併症

　糖尿病はインスリンの作用不足により血糖が細胞内で十分に利用されていない状態ですから、全身のあらゆるところに障害が生じます。糖尿病そのもので死亡することはなくても、糖尿病がもとで動脈硬化が起こり、脳卒中や心筋梗塞、腎不全などで命を落とします。三大合併症とは、**糖尿病性神経障害、糖尿病性網膜症、糖尿病性腎症**です。神経障害の末期が**壊疽**、網膜症の末期が**失明**、腎症の末期が**透析**です。

```
糖尿病の三大合併症 ┬ 糖尿病性神経障害 →→ 壊疽
                  ├ 糖尿病性網膜症   →→ 失明
                  └ 糖尿病性腎症    →→ 透析
```

③糖尿病の治療の詳細

　糖尿病治療の目的は、血糖を常に良好な状態に保つことにより合併症を予防することです。糖尿病は慢性疾患であり、一生治らない病気であることから、糖尿病を治すという表現は用いずに、糖尿病をコントロールすると言います。

　食事療法と運動療法を基本として、必要に応じて経口薬やインスリン注射による**薬物療法**を行います。治療の基本は**食事療法**であり、すべての患者さんが行わなければならない治療法です。2番目に重要なのは**運動療法**ですが、心臓病があったり、血糖値が非常に高い場合や網膜症の程度が進んでいる場合などには実施することはできません。食事療法と運動療法を実施してもまだ血糖値が高い場合には、薬物療法が併用されます。

食事療法	すべての患者さんが実施しなければならない
運動療法	患者さんにより制限または禁止される場合がある
薬物療法	経口糖尿病薬 インスリン注射

④2型糖尿病の発症のメカニズム

　生活習慣病としての2型糖尿病は、糖尿病そのものが遺伝するのではなく、糖尿病になりやすいという体質が遺伝するのです。持って生まれた遺伝的な体質（素因）に、糖尿病に罹りやすくなる不適

切な習慣や環境（誘因）が重なって発症すると考えられています。誘因には、食べ過ぎ・飲み過ぎ、肥満、運動不足、ストレス、感染症、妊娠などがあります。

> **（例）遺伝的形質が同じである外国の一卵性双生児の例**
> 　両親が糖尿病だったその兄弟は、規則正しい生活を送り肥満にもならなかった兄は糖尿病を発症せず、不規則な生活で食べ過ぎ・飲み過ぎ、肥満、運動不足があった弟は糖尿病が発症したということです。つまり、親から糖尿病に罹りやすい遺伝子を受け継いだとしても、出生後の生活いかんによって糖尿病を発症するかしないかが決定すると考えられています。

> 遺伝的な体質（素因）＋ 不適切な習慣・環境（誘因）＝ 糖尿病の発症

⑤ 食事療法について

　糖尿病の食事療法の原則は、1日3食、できる限り同じエネルギー配分で、栄養素の過不足が起こらないように食事を摂ることです。場合により間食を取り入れます。エネルギーを守っていても、1日2食であったり、ドカ食いやまとめ食いをしていたのでは治療になりません。

　糖尿病の1日の摂取エネルギーは、標準体重1キログラム当たり、25〜30キロカロリー位に設定されます。通常摂取エネルギーは、標準体重、年齢、性別、活動量、合併症の有無や程度などを考慮して主治医が決定します。

5 血糖値を安定させる食事とは

糖尿病が認知症の危険因子となる以上、血糖値を正常にコントロールしていくことは非常に重要なことです。そのために必要な実践的知識を習得していきましょう。

1 GIとは？

主食または主食の代わりになる食品、いわゆる糖質を多く含む食品でも、血糖値が上がりやすい食品と上がりにくい食品があることがわかっています。この指標になるのが、**食品の「血糖値の上昇率」で表すGI**（グリセミック・インデックス）です。

一時期、「低インスリン・ダイエット」という方法がマスコミなどで話題になりましたが、これは低GI食品（GI＝60以下）を摂ることによってインスリンの分泌を抑え、脂肪を蓄積させないようにするものです。

2 GIが高い食品、低い食品

GIが高い食品は血糖値を上げやすく、逆にGIが低い食品は血糖値を上げにくいのです。インスリンには脂肪の蓄積を促進する働きがありますので、血糖値を上げやすいということはインスリンの大量分泌を促すことになり、肥満にもなりやすく動脈硬化も促進してしまいます。食後の高血糖は動脈硬化を促進しやすいことがわかっており、食後の高血糖を抑える糖尿病薬（食後過血糖改善剤：αグルコシダーゼ阻害剤）も開発されています。

血糖値を安定させるには、GIの低い食品（GI値）を選ぶことは有効です。その他には食べる順序が重要であり、まず、食物繊維を

多く含む野菜、海藻、きのこ、こんにゃく類から食べ始め、次に主菜（メインディッシュ）となる魚介類、肉類、卵、大豆製品を食べ、最後に主食となるご飯、めん類、パンなどの糖質を多く含む食品を食べるのがよいとされています。このような食べ方により、食後の急激な血糖上昇を抑制できるのです。

「GIが高い食品」

> 白米
> もち
> じゃがいも
> うどん
> 食パン
> チョコレート
> 大福
> ドーナツ
> にんじん
> フライドポテト
> 　　　　　　　　　など

「GIが低い食品」

> 玄米
> 全粒粉のパン
> そば
> リンゴ
> いちご
> 納豆
> 牛乳
> ヨーグルト
> きのこ
> 海藻類
> ほとんどの野菜など

6 乳製品と認知症予防効果
～骨粗鬆症予防の観点から～

高齢者がかかりやすい症状として骨粗鬆症があります。骨粗鬆症になり、骨が弱くなり、骨折、骨の変形が生じ寝たきりになるケースが見られます。骨粗鬆症を防ぐには乳製品が有効です。ここでは乳製品の摂取の仕方を学んでいきましょう。

残念ながら、乳製品が認知症の予防に効果的であるという科学的な裏づけはいまのところありません。しかし、骨粗鬆症が原因となって大腿骨頸部骨折や脊椎変形となり、寝たきりになって認知症を発症するというケースもあることから、骨の成分であるカルシウムを豊富に含む乳製品を摂取することは、間接的に認知症の予防に貢献するものと考えられます。骨粗鬆症も生活習慣病の一つであり、骨粗鬆症予防のための生活習慣の改善は他の生活習慣病の予防にとっても有効であると考えられます。

牛乳、ヨーグルト、チーズなどの乳製品を毎日の食事に取り入れてカルシウム不足を補うことは、骨粗鬆症の予防にとっても有効です。ここでは、大腿骨頸部骨折による寝たきりを予防し、寝たきりから認知症になることを防止するという観点から、乳製品の利用と骨粗鬆症の予防について考えてみることにします。

1 骨粗鬆症とは？

私たちの体は、筋肉や内臓および皮膚、血管、髪の毛、そして骨などもすべて細胞というものから作られています。細胞は、古いものは壊されてまた新しいものに生まれ変わるということを日々繰り返しています。このことを新陳代謝と言いますが、骨も例外ではありません。

第2編　認知症予防の食生活改善の基礎知識編

　硬い骨は一度作られたら一生不変のものと思われがちですが、実はこの骨も、筋肉と同じように中には多くの血管が走り、皮膚や髪の毛と同じように、毎日活発に新陳代謝が行われているのです。

　骨は45％がカルシウムやリンなどのミネラル、30％はコラーゲンというたんぱく質、25％が水分からできていますが、毎日血液中からカルシウムを取り込む一方、古い骨を壊してカルシウムを溶かし出すという代謝が行われています。これを骨吸収と呼びます。こうして健康な状態の骨は、ちょうど硬い石のように密度が濃く丈夫にできているのです。

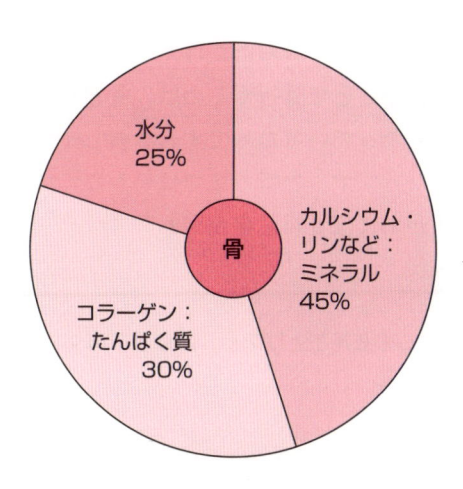

骨

- 水分 25％
- カルシウム・リンなど：ミネラル 45％
- コラーゲン：たんぱく質 30％

　骨粗鬆症とは、「骨量減少が生理的老化による減少よりも著名なもので、骨折・椎体(ついたい)変形および腰背痛などの臨床症状を呈する病態」と言われています。

　もちろんお年寄りがみんな骨粗鬆症になるわけではありません。骨量の減少は年齢とともに起こりますが、一般に骨の量が減ってくる状態は骨減少症と呼んでいます。

骨はコラーゲンからできている基質に、カルシウムとリンから作られている結晶が沈着してできています。その基質と結晶（骨塩）との比が一定のまま、つまり、化学的な組成に変化のないまま両方とも減ってしまう状態が骨粗鬆症です。簡単に表現すれば、骨粗鬆症とは骨のカルシウムが溶け出して、穴があいてスカスカになり、硬かった石が軽石のようになった状態です。

2 症状

　骨がもろくなるとどうなるのかというと、ちょっとした衝撃がかかったり、圧迫したりすると簡単に折れたりつぶれたりしてしまいます。お年寄りがちょっと転んだだけで骨折したという話を聞きますが、こんな些細なことで骨折するのは、骨粗鬆症によって骨そのものが非常に弱くなっているためです。骨折しやすいのは、肩、手首、腰、大腿骨などです。骨折とまではいかなくても、お年寄りに次のような症状があれば骨粗鬆症が疑われます。

> ① 腰痛（重いものを持ち上げたら、急に腰が痛くなる）
> ② 背骨が丸くなる
> ③ 身長が縮む

　以上のような症状が出てくるのは、女性の場合は50歳を過ぎてから、男性の場合はそれよりもずっと遅く、70歳を過ぎてから始まる人が多いようです。

3 自分でわかるチェック方法

　次の症状が進行すると、背中が丸くなったり身長が縮みます。

第2編　認知症予防の食生活改善の基礎知識編

① 歩き始めや体を動かすときに腰が痛む
② 背中がだるい
③ 背中が痛い
④ 腰や背中の痛みがなかなかとれない

4 患者数と社会的問題

　女性では65歳以上の人の約$\frac{1}{3}$が、男性では80歳以上の人の約$\frac{1}{2}$の人が骨粗鬆症だと言われています。つまり、平均すると、65歳以上の全老人の約$\frac{1}{3}$の人が骨粗鬆症にかかっていることになり、日本では推定1,100万人もの骨粗鬆症のお年寄りがいることになります。

　骨折で治療を受けに来るお年寄りは年齢とともに急激に増加し、65歳くらいまでは男性患者さんの方が多いのですが、65歳を過ぎたころから女性患者さんが増加し、女性の骨折が男性を上回っています。70歳を超えると、二人に一人が骨粗鬆症に罹っているといわれており、男性に比べて女性は約3倍発症する割合が高くなります。つまり、骨粗鬆症は男性よりも女性に圧倒的に多い病気なのです。

① 1年間に97万人（男性は16万人、女性は81万人）が骨粗鬆症にかかっている
② 1年間に10万人以上が骨折する
③ 日本経済に年間400億円以上の負担（医療費）をかける
④ 骨粗鬆症による骨折が原因となった寝たきり老人の増加→認知症の増加

5 女性に多い理由

　腰が曲がっているお年寄りのイメージというと、おじいさんではなく、大抵はおばあさんではないでしょうか。骨粗鬆症が女性に多い病気の原因として考えられる理由は次のようなものです。

> ① もともと女性の骨は男性に比べると細くて軽いので、骨が壊される割合は女性の方が多い
> ② 女性の方が筋肉が弱くて運動不足であることが多い
> ③ 骨を保護する働きのある女性ホルモンが、閉経後は卵巣から分泌されなくなる

6 骨粗鬆症の危険因子

　骨粗鬆症の危険因子として、次のような項目が指摘されています。

> ① カルシウムの摂取不足　　⑥ アルコールの多飲
> ② 白人女性　　　　　　　　⑦ 薬物（ステロイドなど）
> ③ 早期閉経者　　　　　　　⑧ 家族暦
> ④ 座りがちな人　　　　　　⑨ やせている女性
> ⑤ たんぱく質の過剰摂取　　⑩ 喫煙

　骨粗鬆症にかかりやすい人は、「痩せ過ぎで偏食が多く、極端なダイエットの経験があり、運動不足でタバコの吸い過ぎ、アルコール多飲やコーヒーの飲みすぎがある人」といえそうです。したがって、未成年のうちから飲酒・喫煙の習慣があり、美しくなりたいからと極端なダイエットを行っている若い女性の将来は「お先真っ

暗」と言えそうです。

　骨粗鬆症が女性に多いのは、女性ホルモン（エストロゲン）の急激な減少が原因と言われています。女性ホルモンは骨のカルシウムが血液中に出て行くのを抑える働きを持っていて、これがなくなると壊れる骨の量が多くなってしまうのです。

7 予防の5原則

骨粗鬆症の予防の5原則は次のとおりです。

> ① 食事→カルシウムの十分な摂取（1日1,500から2,000mg）
> ② 運動→重力の加わる運動がよく、水泳よりも歩行やジョギング
> ③ 日光浴→紫外線にあたって、内因性のビタミンDの活性化を促進する
> ④ 禁煙→たばこは百害あって一利なし
> ⑤ アルコールの多飲をやめる→適度なアルコールはOK

①食事の原則

　カルシウムの十分な摂取とともに、ビタミンDおよびビタミンK、イソフラボン（大豆製品に多い）の十分な摂取とナトリウムの制限を行います。

②運動

　骨形成を促す働きがあります。習慣にすることによって筋肉や反射神経などの衰えを防ぎ、転倒のリスクが軽減します。運動不足が続くと、新しく骨を作る力が衰えます。最もお勧めなのはウォーキングです。運動は毎日行うのが理想ですが、少なくとも**1日に30分以上、週に3回以上**実施できればよいでしょう。特定のスポーツをしなくても、8,000〜10,000歩を目標に歩くことができれば十分です。

③日光浴の目的

　日光浴は紫外線に当たることがねらいです。紫外線は体内のビタミンDを活性化してカルシウムの吸収を促進します。必ずしも直射日光を浴びる必要はなく、夏なら木陰で30分ぐらいひなたぼっこする程度で十分です。冬なら顔や手を出して、30分〜1時間くらい散歩すればよいでしょう。日光浴をしている限りは、ビタミンDの不足はまず起こりません。

8　カルシウム摂取の実践

①カルシウム摂取量

　日本人の平均的なカルシウム摂取量は550ミリグラムといわれていますが、ある調査によれば、病院に通っている平均年齢73歳の女性95人の1日のカルシウム摂取量の平均を調べたところ、440ミリグラムしか摂取していなかったというのです。つまり、お年寄りは現在の2倍以上のカルシウムを摂取しなければ十分とは言えないことになります。

②カルシウムの摂取方法と吸収率のよい食品

　カルシウムはただ摂取すればよいというものではありません。カルシウムは含まれている食品によって吸収率が異なり、牛乳約40〜53％（カゼインカルシウム）、小魚約33〜38％（リン酸カルシウム）、野菜約18〜19％（蓚酸カルシウム）程度と言われています。
　つまり、牛乳のカルシウムの吸収率がいちばんよいわけで、骨粗鬆症の予防として牛乳やヨーグルトが勧められる理由がここにあるわけです。しかし、牛乳は、カルシウムの含有量は多いのですが、同時にリンの含有量も多いのです。これに対して、近年ひじきやわかめなどの海藻に含まれているカルシウムがよいことがわかってき

ました。これらの食品はリンの含有量が少ないからです。

　昔の日本人は牛乳や乳製品をそれほど摂取していなかったのに、いまほど骨粗鬆症が問題になることはありませんでした。それは、乳製品以外のカルシウムを多く含む食品（小魚や海草など）を最近では昔ほど食べなくなってきているからです。

　もう一つの理由として、昔とは違ってリンを多く含むインスタント食品や加工食品を多く食べるようになってきたことが影響していると考えられます。リンは体内のカルシウムを消耗してしまうのです。

　体内のカルシウムの99％はリン酸カルシウムという骨や歯の成分として貯蔵されています。残りの1％は筋肉や血液中に存在し、筋肉の収縮や血液凝固、血液のpH維持に重要な働きを担っています。

「カルシウムを消費したり吸収を妨げる食品」

　　次の食品は骨粗鬆症の予防のためにできるだけ控えたい食品です。
　　① 砂糖を多く含む菓子類
　　② リンを多く含む食品（ハム・ソーセージ、インスタント食品）
　　③ 食塩を多く含む食品（加工食品全般）

「カルシウムを多く含む食品」

　カルシウムは骨粗鬆症の予防のみならず血圧降下作用もあるため、カルシウムを多く含む食品は積極的に摂取したいものです。しかし、干物類は食塩（ナトリウム）を多く含むので要注意です。

野　菜→小松菜、かぶの葉、大根の葉
海産物→桜えび、ししゃも、わかさぎ、いわし丸干し、しらす干し、
　　　　海藻類（ひじき、わかめ）
乳製品→牛乳、ヨーグルト、チーズ、スキムミルク
その他→ごま、もめん豆腐、生揚げ、がんもどき

「ビタミンDを多く含む食品」

レバー
卵黄
鮭
うなぎ
いわし
いわし水煮缶詰
まぐろ
さば
さば水煮缶詰
干し椎茸など

　カルシウムは腎臓で活性化されたビタミンD（活性型ビタミンD）によって吸収が促進されます。乳製品にはビタミンDはほとんど含まれていません。
　ビタミンDは日光（紫外線）に当たることによって皮膚の下で合成されますから、散歩や日光浴などで外に出ることをお勧めします。

「ビタミンKを多く含む食品」

納豆、ほうれん草、小松菜、ブロッコリー、キャベツ、春菊、モロヘイヤ、サラダ菜、卵黄など

ビタミンKは、骨に含まれるオステオカルシンというたんぱく質の合成にかかわっています。オステオカルシンは、コラーゲンの次に骨に多く含まれているたんぱく質です。ビタミンK濃度の低い高齢者は最も骨折しやすい傾向にあることもわかっています。ビタミンKの供給源として最も優れている食品は納豆です。納豆菌は腸内でビタミンKを合成してくれます。

イソフラボン

イソフラボンはポリフェノールの一種で、活性酸素に効くものとして、認知症予防には欠かせない成分と言えます。血中のイソフラボンが多い人ほど骨密度が高いことがわかっています。

目標として、イソフラボンは、1日に60mg以上を摂取するのがよいと考えられています。大豆製品から摂取するように心がけてください。

しかし残念ながら、イソフラボンの骨に対する有効性は、閉経後10年以後では認められていません。

■イソフラボン50mg程度を含む食品の目安

きな粉	20グラム
納豆	40グラム（1パック）
生揚げ	280グラム
豆乳	125〜200グラム
もめん豆腐	100グラム

骨粗鬆症の危険度チェック

- [ ] 女性である
- [ ] 閉経後である
- [ ] 卵巣を摘出した
- [ ] 60歳以上である
- [ ] 親、兄弟、姉妹などに骨粗鬆症の人がいる
- [ ] 小柄で華奢である、またはやせ型である
- [ ] あまり運動しない（体を動かすのが苦手）
- [ ] 牛乳や乳製品をあまり摂らない
- [ ] 緑黄色野菜、小魚、大豆などをあまり食べない
- [ ] 1日に4杯以上コーヒーを飲む
- [ ] 緑茶や紅茶はほとんど飲まない
- [ ] 日光に当たることが少ない（外に出るのが好きではない）
- [ ] 下痢をしやすい
- [ ] 胃の手術をして、吸収力が低下している
- [ ] 甲状腺機能亢進症である
- [ ] 免疫疾患がある
- [ ] ステロイド剤を使用している
- [ ] タバコを吸う
- [ ] お酒を多く飲む
- [ ] 過労やストレスが多い
- [ ] 急激なダイエットをした
- [ ] 授乳期間が1年以上あった
- [ ] 月経不順である
- [ ] 40代前半に閉経した
- [ ] 食事が不規則である
- [ ] 塩辛いものが好き

以上項目で、チェックした数が多いほど危険度が高まります。

1～3個	ほぼ安心です
4～10個	あまり安心できません。食事と運動を実践しましょう。
11～15個	骨粗鬆症は間近に迫っています。場合によってはサプリメントなども利用して、カルシウムを十分に補給し、運動しましょう。
16個以上	病院で骨量を測定して、必要ならば治療を受けましょう。

7 豆類と認知症予防効果

　大豆をはじめとする豆類は古来から日本人の食生活を彩ってきました。豊かに含まれる栄養成分はさまざまな病気に効果があることが明らかにされています。認知症も例外ではありません。認知症予防に役立つ豆類の話を学んでいきましょう。

1 大豆の効能

　豆類の中で、何といっても特にお勧めするのは大豆です。大豆は昔から「畑の肉」と呼ばれており、他の豆類に比べてたんぱく質含有量が非常に多い食品です。欠点は消化吸収率が低いことですが、日本人は昔から豆乳を利用し、豆腐、生揚げ、がんもどき、湯葉、きな粉などに加工して大豆成分を有効に摂取してきました。まさに日本人の知恵の賜物です。

　納豆は納豆菌の働きによって消化吸収がよくなっており、新たな物質も生成されています。納豆に含まれる**ナットウキナーゼという酵素は、アルツハイマー病をブロックし、アルツハイマー病の兆候であるアミロイドβたんぱくを分解する**ことが明らかとなっています。

　さらに、大豆には動脈硬化を予防するリン脂質であるレシチンや、骨粗鬆症の予防にも有効なイソフラボンというポリフェノールなども多く含まれており、毎日摂取したい食品の一つです。

　昔の朝食はご飯に味噌汁が当たり前で、場合によっては味噌汁の具には豆腐、朝食のおかずに納豆がありましたから、日本人は、無意識のうちに動脈硬化、認知症、骨粗鬆症の予防の食事を摂取していたことになります。

2 大豆以外の豆類の効能

　大豆以外の豆類であっても、一般に豆類にはビタミンB群が多く含まれています。豆類は一般に他の野菜と違って大量に食べるものではありませんが、豆類を摂取することの意義はビタミンB群と食物繊維を摂取することです。

　特に、ビタミンB_1は糖質の代謝には不可欠ですし、アルコールはビタミンB_1を消耗させますので、毎日豆類を摂取することは望ましいことです。

　季節のソラマメや枝豆（大豆）を酒のつまみとし、ときには豆ご飯として、料理としては、五目豆などの煮豆やインゲン豆、えんどう豆を使用した料理を摂るとよいでしょう。

3 ホモシステインと認知症予防

　ホモシステインは血中に含まれるアミノ酸の一種ですが、この物質は心血管疾患、糖尿病、アルツハイマー病などの認知障害、老化およびある種のがんと関係していることが明らかとなってきています。

　高齢者ではホモシステインの上昇が認められ、同時にビタミンB群（葉酸、ビタミンB_6、ビタミンB_{12}）の不足が認められました。高ホモシステイン血症は、多数の疾患の危険因子であることが明らかとなっており、葉酸、ビタミンB_6、ビタミンB_{12}はホモシステイン値を正常化させると言われています。このことから、科学的な立証はまだなされてはいませんが、ビタミンB群を多く含む豆類は認知症予防にとって有用な食品であることが示唆されます。

8 野菜と果物の認知症予防効果

野菜と果物が認知症予防に効果があることは、本書でも何度も触れてきましたが、実際にどのようなものが役立ち、どんな効果があるかを総まとめ的に押さえ、知識を磐石なものにしてください。

1 野菜と果物は素晴らしい力を持つ

①フィトケミカルとビタミンを含むもの

野菜と果物の摂取量が多い人はアルツハイマー病が少ないことがわかっており、**野菜や果物を積極的に摂取することは認知症の予防に効果的であると考えられます**。これは、野菜や果物に豊富に含まれているフィトケミカルやビタミンが活性酸素を消去し、老化や動脈硬化を予防してくれるためと考えられます。

> **フィトケミカルって?**
>
> フィトケミカルとは、五大栄養素（たんぱく質、脂質、糖質、ビタミン、ミネラル）および食物繊維以外の成分であり、香りや色・苦味などの成分です。現在わかっているだけでも1万種類以上があります。野菜や果物が太陽の紫外線の害から自分の身を守ろうとして生成・蓄積する物質であるため、色が濃いほど有害物質に対する抵抗力も強いことになります。これを人が食物から摂取することによって、酸化を防止できると考えられるのです。ほとんどのフィトケミカルには活性酸素を無害にしてくれる働きがあり、生活習慣病や老化を防止してくれると考えられています。

緑黄色野菜に多く含まれるβカロテンはビタミンAの前駆物質（元となる物）であり、抗酸化物質としての役割も担っています。
　この緑黄色野菜に多く含まれるβカロテン、トマトに含まれるリコペン、赤ワインで有名なポリフェノールもフィトケミカルの一種です。ちなみに、お茶で有名なカテキンもポリフェノールの一種です。
　脳内における酸化ストレスや炎症反応がアルツハイマー病や脳血管性認知症を悪化させることが知られていますが、野菜や果物に含まれるビタミンC、ポリフェノールなどの抗酸化成分や抗炎症成分が認知症の病態悪化を抑制すると考えられています。しかし、これらビタミンCやビタミンEなどの**抗酸化成分はサプリメントから摂取しても有効性に乏しく、直接食物から十分に摂取することが重要**とされています。

②イソチオシアネートを含むもの

　抗酸化力を高める働きのあるイソチオシアネートという物質はブロッコリー、キャベツ、白菜、大根、わさびなどのアブラナ科の野菜やニンニクに多く含まれる硫黄化合物であり、消化吸収の過程でスルフォラファンという物質に変化します。
　なお、ブロッコリー・スプラウト（新芽）に特に多く含まれているスルフォラファンは発がん性物質の活性化を抑える物質として注目されています。スプラウトは成熟野菜よりもはるかに多くのビタミンやミネラルを含みます。

「イソチオシアネートがたくさん入っているもの」

- ・ブロッコリー
- ・キャベツ
- ・白菜
- ・大根
- ・わさび　などのアブラナ科の野菜
- ・ニンニク

③ グレープフルーツの持つ作用

　グレープフルーツにはナリンギンというグレープフルーツ特有の苦味のあるポリフェノールが含まれていますが、この成分は中性脂肪分解作用や抗酸化作用も認められています。

④ お茶（日本茶）の驚くべき効果

　お茶の渋み成分であるカテキンは、抗酸化作用のほかにLDL低下作用や血栓生成を阻害する作用も認められています。お茶の産地である静岡県根本町の男性の胃がんで死亡する確率が全国平均の5分の1であるというデータが発表されて以来、日本茶がにわかに注目されるようになりました。アルツハイマー病のマウスを使った実験では、カテキンの投与によってマウスの老人斑が2分の1になったという研究結果も報告されています。通常お茶は抽出液を飲用しますが、粉末にして料理に使用し、そのまま摂取した方が多くの有効成分を利用することができます。

　その他、近年、緑茶に認知症予防効果があることがいくつかの臨床研究で示唆されています。40〜79歳の日本人1,003人を対象として、記憶、見当識、注意、遂行機能などを追跡調査したところ、1

日の緑茶摂取量が100ml未満の群と比べて、200ml以上飲む群で認知症発症率が54%低下したと報告されています。

⑤ ごぼうも認知症予防に向いている

　ごぼうに含まれているフィトケミカルのクロロゲン酸は、強い抗酸化作用を有しているので、ごぼうのアク抜きはしない方がよいのです。クロロゲン酸はコーヒーやりんご、梨などにも含まれています。ごぼうには不溶性食物繊維と水溶性食物繊維であるイヌリンの両方が豊富に含まれており、便秘の改善とコレステロールの吸収阻害にも有効です。イヌリンは果糖（フルクトース）が数十個とブドウ糖（グルコース）が1個つながった多糖類で、腸内細菌によって分解されると、腸内の善玉菌を増やすフラクトオリゴ糖に変化します。ごぼうは腸内環境改善にはとてもよい食材です。表面のドロを落としたら皮はむかないで調理しましょう。

⑥ りんごとたまねぎに含まれるケルセチン

　りんごや玉ねぎに含まれているケルセチンというポリフェノールは動脈硬化や高血圧を予防し、血栓生成を阻害する働きがあります。

⑦ しょうが・にんにく

　その他、しょうがは体をぽかぽかと温めてくれる食材として有名ですが、しょうがに含まれるジンゲロールには血行促進、自律神経の活性化などの効果が期待でき、にんにくの硫化アリルにはビタミンB_1の吸収を促進する効果も期待できます。多くの料理にしょうがとにんにくを使用することは、健康維持・増進に役立ちます。

⑧ そば

　かつてはビタミンPと呼ばれていた、そばに含まれているルチン

という物質には毛細血管増強作用があり、脳出血の予防に効果があります。ルチンには脳細胞の活性化作用や血圧を下げる働きもあると言われています。ルチンは水溶性なので、そばを食べたときには、必ずそば湯を飲むようにしましょう。

⑨トマト

トマトに含まれているリコペンというカロテノイドは非常に抗酸化作用が強く、老化の原因となる活性酸素を除去する力がビタミンEの100倍とも言われています。

9 認知症を予防する食事のまとめ

　本書を通じて、食習慣・食生活は、認知症・認知症予防と向き合ううえで避けては通れない重要テーマであることをご理解いただけたのではないでしょうか。ここで、特に大事なポイントを一挙にまとめます。

1 認知症予防の食事に関する重要ポイント

① 魚食（青魚）中心の食事
　　→n-3系脂肪酸（DHA、EPA）の摂取
② 野菜と果物を積極的に摂取する
　　→カリウムとポリフェノールの摂取
③ オリーブ油、ココナツ油を使用する
　　→特にオリーブ油は認知症予防効果が期待できるので、調理油として利用する。最近の植物油（ひまわり油、菜種油等）にはオレイン酸が豊富に含まれている（オレインリッチの製品）ので、これらを使うのもよい
④ ウコン（ターメリック）を使用する
　　→クルクミンの摂取
⑤ いろいろな発酵食品を積極的に利用する
　　→腸内環境の改善と免疫力の強化
⑥ 納豆の利用
　　→腸内環境の改善、骨粗鬆症・アルツハイマー病の予防
⑦ 食塩（ナトリウム）の制限
　　→高血圧、動脈硬化の予防
⑧ 腹七分目とする
　　→腹八分目では食べ過ぎ
⑨ 飽和脂肪酸の摂取を控える
　　→魚を除く動物性食品の脂身・乳脂肪の制限
⑩ トランス脂肪酸は摂取しない
　　→加工食品、パン・洋菓子に注意
⑪ 豆類は毎日摂取する
⑫ 雑穀類を料理に使用する
⑬ 赤ワインの適度な摂取

何度か申し上げてきたとおり、魚料理と野菜、穀類、豆類、果物を中心とした食事は、アルツハイマー病を予防する可能性があります。

❷ ウコンと赤ワインが認知症予防に効くわけ

①ウコン

　インド人にアルツハイマー病が少ないことから研究が進められ、インド人でアルツハイマー病にかかる人はアメリカ人の4分の1であることから、カレーが注目されました。

　研究の結果、**カレーの中に含まれているウコン（ターメリック）の黄色い色素であるクルクミンというポリフェノールは、アルツハイマー病の進行を遅らせ、予防にも効果がある**ことがわかってきました。アルツハイマー病のマウスにクルクミンを投与すると、脳の中の老人斑が30％減少したという報告もあるそうです。

　したがって、タイカレーのような黄色くないカレーではなく、ウコンが入っている黄色いカレーを食べるようにしましょう。炒め物や煮込み料理、パスタ料理などにもウコンの粉末またはカレー粉を入れてもよいでしょう。

②赤ワイン（酒・アルコール）

　酒類としては、赤ワインにはレスベラトロールというポリフェノールが多く含まれており、抗酸化力だけではなく、脳の神経細胞を活性化させ、認知機能を向上させることも明らかとなっています。ワインの飲酒量はグラス2杯程度、150～200mlが適量です。少量から中等量の適度な飲酒者は非飲酒者に比べてアルツハイマー型認知症を含む認知症発症率が42％軽減され、特に脳血管性認知症では発症率が70％軽減し、効果が顕著であったとの報告がなされています。

「アルコールの認知症症状改善の仕組み」

- アルコールには血小板凝集抑制作用やコレステロール低下作用があり、血管性危険因子を軽減させる効果がある。
- アルコールが脳内における神経伝導の化学物質であるアセチルコリン産生を増加させる作用があることなどが言われています。

■ 適正飲酒の10か条

① 談笑し 楽しく飲むのが基本です
② 食べながら 適量範囲でゆっくりと
③ 強い酒 薄めて飲むのがオススメです
④ つくろうよ 週に二日は休肝日
⑤ やめようよ きりなく長い飲み続け
⑥ 許さない 他人（ひと）への無理強い・イッキ飲み
⑦ アルコール 薬と一緒は危険です
⑧ 飲まないで 妊娠中と授乳期は
⑨ 飲食後の運動・入浴 要注意
⑩ 肝臓など 定期検査を忘れずに

出典：公益社団法人アルコール健康医学協会「適正飲酒の10か条」

3 コーヒーと認知症予防の関係

　アルコール飲料、たばこ以外の嗜好品として、コーヒーがありますが、**コーヒーに認知症発症の抑制効果があることが報告**されています。スウェーデンで行われた61人の認知症患者さんを追跡調査した研究によると、コーヒーを1日当たり3杯以上飲む人々は、2杯以下しか飲まなかった人々と比べて、アルツハイマー病の発症リスクが65%低下することが判明しています。この試験では紅茶が認知機能におよぼす影響も解析されていますが、認知機能改善効果は認められませんでした。

■ たばこと認知症発症率

　喫煙は脳血管障害の強い危険因子であり、脳血流を低下させ、脳の灰白質密度を低下させることが知られています。喫煙は少量・多量を問わず、最終的に認知症発症リスクを高めます。
　オランダのロッテルダム研究によれば、喫煙者は非喫煙者と比べて2.2倍の認知症発症リスクがあり、特にある遺伝的危険因子を持たない個人にとって、喫煙は約5倍もの強い認知症発症の危険因子になることが明らかにされています。喫煙量に比例して認知症発症率が高まり、禁煙することによって発症率は低下するとされています。

10 生ジュースの効用と作り方

　生ジュースは近年、野菜と果物を効率よく摂取できるものとして、人気を集めています。実際、一度にたくさんの量を飲めるため、普通の食事よりも無理なく栄養を摂ることができます。生ジュースの基本知識を学び、作り方をマスターしましょう。

1 野菜と果物は意外とたくさん食べられない？

　野菜と果物の摂取量が多い人は認知症の発症率が低いことから、野菜と果物は多く摂取したい食品です。

　野菜と果物はビタミン、ミネラルおよび活性酸素を除去する働きのあるポリフェノール類の供給源として重要な食品ですが、特に野菜は調理の手間がかかります。また、葉野菜をサラダのように生で食べる場合には、見た目の割には意外に重量が少なく、思ったよりもたくさん食べられるものではありません。

2 生ジュースの力

　生ジュースは野菜や果物に含まれている栄養素（ビタミンとミネラル）およびポリフェノールを大量に手軽に摂取できる方法です。一般に食物繊維を除いたものをジュースと呼んでいますが、食物繊維には便秘の改善やコレステロールの吸収阻害効果、腸内環境を良好に保つ効果も期待できます。ジューサーで作ったジュースよりもミキサーで作ったドロっとしたジュース（スムージー）の方が食物繊維も摂取することができ、多くの栄養効果が期待できます。

　読者のみなさんも、サラダボールいっぱいの生野菜でも、茹でたり炒めたりすればカサが極端に減ってしまうという経験をしていると思います。特に、葉野菜は重量を測ってみると、見た目よりも意

外と少ないものです。このため、ジュースにして葉野菜を摂ることは、手軽にビタミンやミネラルを大量に摂取する一つの方法なのです。

　ミキサーの欠点はカッター刃の高速回転によって酸素（空気）に触れる時間が長く、一部のビタミンが破壊されやすいことです。できるだけ短時間で作ることを心がけ、ミキサーでかき回す前に酸化防止を目的として抗酸化ビタミンである粉末のビタミンＣ（薬局で市販）とひまわり油、綿実油、米ぬか油など（ビタミンＥ）を添加しておくことをお勧めします。

　ミキサーで作ったジュースは、食物繊維による便秘改善効果、カリウムの大量摂取による血圧改善効果、各種ポリフェノールによる活性酸素の除去効果が期待できます。

　ただし、果物はトリグリセリド（中性脂肪）を増やしやすく、尿酸の体内合成を促進しますので、トリグリセリドが多い人や高尿酸血症の人は制限しましょう。

■1日の野菜摂取量

　厚生労働省は1日350グラム以上の野菜を摂取することを推奨しており、このうち120グラム以上は緑黄色野菜を摂取することとしています。
　緑黄色野菜とは可食部100グラム当たりのβカロテンの含有量が600μg以上の野菜です。にんじん、かぼちゃ、小松菜、ほうれん草、ブロッコリー、ニラ、チンゲンサイなどです。
　ピーマンのβカロテン含有量は400μgであり、600μg以上ではありませんが、日常比較的多く摂取する野菜であることから、緑黄食野菜に分類されています。

■生ジュースの材料

　野菜や果物なら何を使用しても構いませんが、きゅうりやにんじんには、アスコルビナーゼというビタミンC分解酵素が含まれています。
　しかし、にんじんにはビフィズス菌を増やす働きのある物質（ビフィズス因子）も含まれており、使用したい野菜の一つです。
　その他、
　・りんご
　・キウイフルーツ
　・オレンジ類
　・バナナ
　・ブドウ
　・柿
　・レタス
　・トマト
　・セロリ
　・小松菜
　・キャベツ
　・大根葉
　・生食用（サラダ用）ほうれん草
　などの葉野菜がお勧めです。
　野菜料理が全くないのであれば、1回分の野菜使用量の目安は120〜150グラム程度ですが、これ以上でもまったく問題はありません。これに季節の果物を加えます。
　臭いや辛味が気にならなければ、ニラ、ピーマン、玉ねぎなどを使用しても構いませんが、無理に使用する必要はありません。これらの野菜は加熱料理に使用した方が摂取しやすいでしょう。

■生ジュースの作り方

　材料を適当な大きさに切り、水か牛乳を少し加えて短時間で作ります。水や牛乳を加えるのは、ミキサーのカッターの刃を回転しやすくするためですから、始めから刃が回転するのであれば加える必要はありません。
　牛乳はビタミンやミネラルを含み、乳脂肪により脂溶性ビタミンの吸収を促進します。

　最後に、βカロテンなどの脂溶性成分の吸収率を高めるためにビタミンEを多く含む植物油を加えます。認知症予防に効果があるとされているオリーブ油を小さじ1杯程度添加してから撹拌するとなおよいでしょう。
　この場合、すでに酸化防止目的でビタミンEを多く含む植物油が添加されていますので、1日のうちでオリーブ油を料理に使用するのであれば添加する必要はありません。

　時間の経過とともに空気中の酸素によってビタミンが酸化して失われるため、でき上がったらすべてすぐに飲用し、冷蔵庫などで保存しないことです。このため、1回で飲みきれる分量だけ作るのがポイントです。
　よく駅ビルやデパートなどのスタンドで生ジュースを販売していますが、すでに製造されているものは、ビタミンがかなり減少していると考えた方がよいでしょう。できるだけ「でき立て」を飲用するようにしましょう。外出先で生ジュースを飲用する際には、注文と同時に新鮮な野菜や果物を目の前でジュースにしてくれる店を選びましょう。

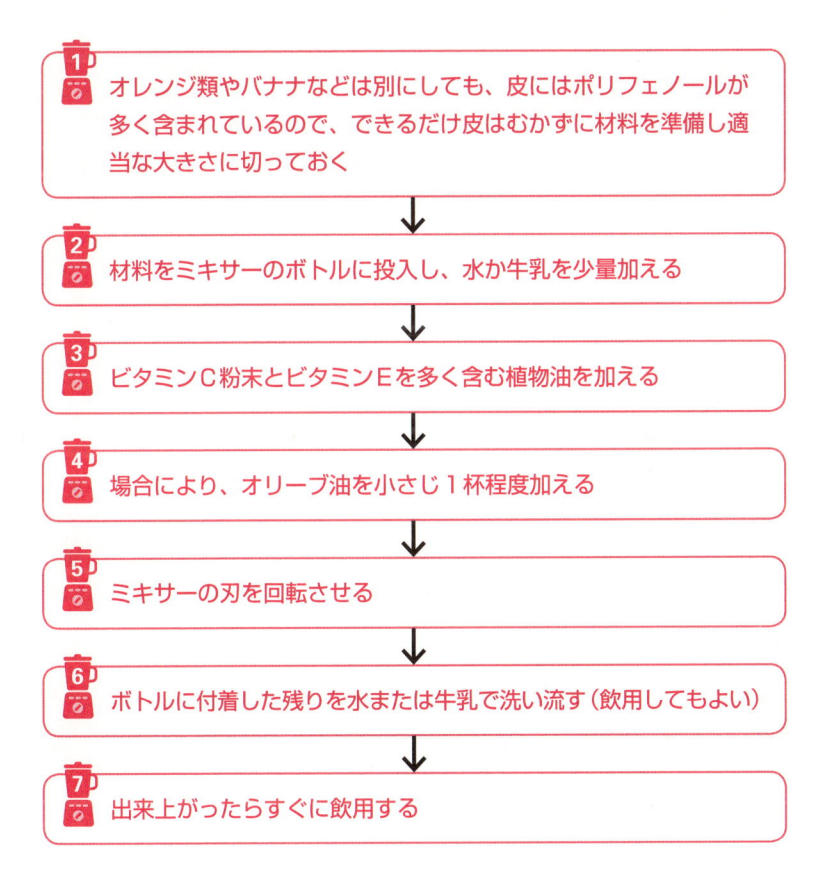

1. オレンジ類やバナナなどは別にしても、皮にはポリフェノールが多く含まれているので、できるだけ皮はむかずに材料を準備し適当な大きさに切っておく

2. 材料をミキサーのボトルに投入し、水か牛乳を少量加える

3. ビタミンC粉末とビタミンEを多く含む植物油を加える

4. 場合により、オリーブ油を小さじ1杯程度加える

5. ミキサーの刃を回転させる

6. ボトルに付着した残りを水または牛乳で洗い流す(飲用してもよい)

7. 出来上がったらすぐに飲用する

※苦味や臭いが気になり飲みにくければ、オリゴ糖シロップやハチミツを加えてもよいでしょう。

用語集

用語集

アミノ酸

アミノ基 (-NH2) とカルボキシル基（-COOH）とを持つ化合物の総称で、天然には80種類程度が存在する。結晶しやすく、通常は味があり、水に溶けやすいが有機溶剤には溶けにくい。このうちたんぱく質を構成するものは20種類で、すべてα-アミノ酸（アミノ基とカルボキシル基が同一の炭素原子に結合している）と呼ばれる種類である。20種類のアミノ酸がいろいろな配列をするため、多種多様のたんぱく質が形成される。事実、体内には約10万種類のたんぱく質が存在しているとされている。

ヒトの成長や健康維持のために必要なもののうち、体内合成できないために外部から摂取しなければならない9種類（バリン、スレオニン、トリプトファン、フェニルアラニン、リジン、イソロイシン、ロイシン、メチオニン、ヒスチジン）を必須アミノ酸という。たんぱく質の構成成分となったり、神経伝達物質（グルタミン酸、γ-アミノ酪酸、グリシンなど）としても働くなど体の重要な成分であり、極めて多彩な役割を果たしている。

筋肉のエネルギー源として利用されやすい分岐鎖アミノ酸（略称：BCAA、バリン、ロイシン、イソロイシン）は、術後や傷病の回復を早めるアミノ酸として注目されている。

なお、たんぱく質はアミノ酸分子が数十個以上結合したものである。

HDLコレステロール

いわゆる善玉コレステロールと呼ばれているもので、血液中の余分なコレステロールと結合して肝臓に引き戻す働きがあるため、動脈硬化を予防する働きがある。HDLとは、高比重リポたんぱく（High density lipo protein）の略で、超遠心法によって比重1.063〜1,210g/mLに分画されるリポタンパクである。

組成は脂質とたんぱく質がほぼ1：1の割合からなり、コレステロールは脂質の約40％を占める。

肝臓で合成され、HDLコレステロール値と虚血性心疾患（狭心症、心筋梗塞など）の発症率との間に逆相関（HDLコレステロー

ル値が高いほど虚血性心疾患が少ない）が認められることから、HDLは抗動脈硬化作用をもつリポタンパクと考えられている。HDLコレステロール値は男性よりも女性の方がより高値である。

LDLコレステロール

いわゆる悪玉コレステロールと呼ばれているものであるが、コレステロール自体は性ホルモン、副腎皮質ホルモン、胆汁などの原料として極めて重要な役割を担っている。LDLコレステロールは受容体を介して組織に取り込まれて細胞へのコレステロール供給に寄与している。

LDLとは、低比重リポたんぱく（low density lipo protein）の略で、超遠心法によって比重1.019〜1.063g/mLに分画されるリポタンパクである。

LDLは80%の脂質と20%のたんぱく質によって構成され、脂質の約60%がコレステロールである。LDL中のコレステロールは全血清コレステロールの約70%を占めている。LDLは肝臓で合成された超低比重リポタンパク（VLDL）が血中でリポタンパクリパーゼの作用を受けて生ずる。

LDLコレステロールが過剰になると血管壁に沈着して動脈硬化の原因となる。とくに、酸化型LDLは動脈硬化を促進する因子として極めて重要であるため、抗酸化剤として各種ポリフェノールやβカロテン、ビタミンC、ビタミンEを積極的に摂取する意義は大きい。

オリーブ油

完熟したオリーブの果実を乾燥させ、圧搾してから抽出した淡黄緑色の不乾性油で、凝固点は0〜6℃。n-9系の一価不飽和脂肪酸であるオレイン酸を多く含む（65〜85%）のが特徴である。オレイン酸はLDLコレステロールを減らす効果が高い脂肪酸であり、他の不飽和脂肪酸よりも酸化しにくいのが特長である。

高価ではあるが風味の優れた食用油としてサラダ油に、または缶詰用として用いられるほか、化粧用、薬用などの用途がある。

搾ったままの未精製油でポリフェノールなどの抗酸化成分を多く含む「エキストラ・バージン」オイルから、精製で不純物を除いた「ピュア」オイルまで各種のグレードがある。特に健康効果が高いのはエキストラ・バージンである。

オリーブは地中海沿岸地方が主産地であり、日本でも香川県小豆

島で栽培に成功したが生産量は少ない。

回想法

主に高齢者を対象として、人生の歴史や思い出を、受容的共感的な態度で聞くことを基本姿勢とする。過去の懐かしい思い出を語ったり、誰かに話したりすることで脳が刺激され、精神状態を安定させる効果が期待できる。長く続けることで認知機能が改善することも明らかになり、認知症患者のリハビリテーションに利用されるようになった。

回想法は、介護施設などで専門家の指導を受けながらグループで行うグループ回想法と、個人に対して1対1で行う個人回想法に分けることができる。家庭で行う場合でも特別な知識は必要としない。

本人が子供のころ遊んでいたおもちゃ、昔の写真、若いころ流行していた映画や音楽のビデオ・CD・レコード・カセットテープなど、過去を思い出しやすくするための道具を家族が用意し、必要に応じて問いかけをしながら思い出話に耳を傾けるようにするとよい。記憶障害が進んでいても古い記憶は残っていることが多いため、次々と話が出てくることも多い。

回想法は、楽しいおしゃべりを基本としているため、本人が楽しんでできる方法なので、積極的に取り入れるとよい。場所や費用を必要としないため、公民館などでも用いられている。介護保険適用者を対象に回想法を実践している市や、介護予防の中でも認知症予防を実践するため回想法教室を開催している自治体もある。

海馬（かいば）

大脳皮質側頭葉の奥深くにある大脳古皮質の一領域で、側頭葉の内側面で脳幹を上方から包んでいる弓状の部分。情動の発現およびそれに伴う行動や短期記憶に関係しており、脳生理学における記憶のメカニズムの研究は海馬を中心に進んできている。サルを用いた実験でも海馬の破壊が記憶障害を引き起こすことが確かめられている。海馬は新しい記憶が長期記憶として安定するまでの間、近時記憶の貯蔵装置として働いていると考えられている。

かつては嗅覚に関係すると考えられ、ついで情動に関係すると考えられていた。種々の感覚入力に応じて時間空間情報を認知し、一種の統合作用を行う。

一般に海馬はアンモン角と歯状

回の複合体のことをさす。海馬は前方から頭部、体部、尾部に分けられ、頭部は海馬の中で最も発達した部位である。

なお、海馬の名称は、その形がギリシャ神話の神ポセイドンが乗る海の怪獣である海馬（ヒポカンポス）の下半身に似ていることに由来している。

こうそくそう
梗塞巣

循環障害の結果起こる限局性の虚血性壊死である。動脈性血流障害によるものが多いが、ときに静脈閉塞でも起こり得る。血栓などのために血管が塞がり、血液が流れなくなって、その動脈の支配する細胞・組織が壊死に陥る病変で、心筋梗塞や脳梗塞が知られている。

原因は血栓、塞栓によるものが大部分を占めるが、動脈のけいれんによって発生することもある。梗塞巣の形は通常閉塞した動脈の部位を頂点とし、底を臓器の表面に向けた円錐形である。これに同時にうっ血や血管壁の障害が加わると出血を伴い、赤色の梗塞を生じる。したがって、梗塞は貧血性梗塞と出血性梗塞に大別される。前者は脳、心臓、腎臓、脾臓にしばしば見られ、後者はほとんど常に肺に見られ、腸や精巣など軟らかい臓器に見られることが多い。

脂肪肝

多量の中性脂肪が肝細胞内に蓄積した状態であるが、肝への脂肪酸動員の亢進、肝での脂肪酸合成の亢進、アポたんぱく合成の低下、脂肪酸の輸送・分泌障害、脂肪酸異化の低下などが複雑に絡んで生じる。

肝臓に含まれる中性脂肪の割合は3〜4%程度であるが、種々の原因により脂肪含量が増加することがある。10〜12%以上に増加すると組織学的にも肝細胞内に脂肪空胞がみられるようになる。肝細胞のほぼ半数以上に脂肪空胞が認められる場合には脂肪肝と呼んでいる。原因として、過栄養、肥満、アルコール、薬剤、肥満型の糖尿病、栄養障害、内分泌疾患、先天性代謝異常などがあるが、最も頻度が高いのは過栄養または肥満による過栄養性脂肪肝である。

血液検査（ALTの上昇、CHEの上昇）で異常を示さない程度のものでも腹部超音波検査により診断が可能である。正確な診断には肝生検を必要とするが、超音波検査の段階で判断することが多い。

治療の基本は原因の除去であることは言うまでもないが、頻度の高い過栄養性脂肪肝では食事療法

（低エネルギー食）が基本である。摂取エネルギーは基礎代謝率と患者の運動量から算出した消費エネルギー以下にさせることで肥満を改善させる。入院時は一般に標準体重1kg当たり20～25キロカロリーの制限を行うが、外来では25～30キロカロリー程度とすることが多い。エネルギーを制限しても、たんぱく質、ビタミン、ミネラルおよび必須脂肪酸の不足は生じないように配慮することで十分な治療効果が得られる。

絶食療法や半飢餓療法では体重減少は早いが、除脂肪体重（LBM）の減少、低たんぱく血症、高尿酸血症、貧血など重要臓器障害が出現しやすく、またリバウンドを起こしやすいため、治療後に体重を維持しえないことが多い。

運動は重要であるが、一般の人が思っているほどエネルギー消費はそれほど多くはなく、逆に食欲を刺激してしまうデメリットが大きい。

睡眠時無呼吸症候群

睡眠時の無呼吸により低酸素血症をきたす病態であり、7時間の睡眠中に30回以上の無呼吸（10秒以上の換気の停止）が認められるもの、あるいは単位時間当たりの無呼吸回数が5回/時以上のものと定義されている。

若年者では肥満に伴って気道が閉鎖されるものが多く、高齢者では脳の酸素や二酸化炭素濃度に対する反応性の低下のために起こるものが多い。

現在では、睡眠中の低換気も含めて診断することが提唱され、睡眠時呼吸障害と総称されることが多くなってきている。睡眠時無呼吸症候群は、その原因により、閉塞型睡眠時無呼吸症候群と呼吸中枢の障害による中枢型睡眠時無呼吸症候群に分類される。

睡眠時には生理的にも上気道抵抗増大により上気道吸引圧が高まるが、閉塞型ではこれにアデノイド過形成、扁桃肥大、肥満などによる上気道の狭窄が加わり、咽頭から喉頭部が虚脱するため無呼吸が生じる。下顎が小さい場合も上気道が狭くなり無呼吸を生じやすい傾向がうかがえる。

症状はいびき、睡眠時の異常体動、睡眠障害や、起床時の頭重感、頭痛、日中の傾眠傾向や、それに伴う交通事故や社会的不適応などである。低酸素血症により虚血性心疾患（狭心症、心筋梗塞など）、高血圧、不整脈、肺高血圧症などの心血管病変をきたす。飲酒や睡眠薬の服用により症状は悪化する。

治療法としては、肥満者では減

量療法が必須である。下顎を前方移動させて咽頭腔の開大を図るマウスピース様の装置も有効である。

せん妄

　幻覚や錯覚が多く、軽度の意識障害を伴う状態で不安などの出現を特徴とする。それほど強くない意識障害に幻覚、妄想や運動不安が加わった精神状態である。注意を集中し、維持し他に転じることが困難（不注意）で、患者の意識レベルは変動し、時間や場所、ときには人に対する見当識が障害される。

　患者の約10〜20％においては原因が特定されていない。

　慢性のアルコール依存症やモルヒネの中毒、脳の疾患、高熱状態、全身衰弱、各種の精神病や高齢者などにおいて見られる。せん妄は年齢にかかわらず起こり得るが、高齢者で比較的多い。若者で発症する場合は、通常は薬物使用や生命にかかわる全身性の疾患が原因である。抗コリン薬、精神興奮薬、オピオイドなどがせん妄の原因となり得る。入院する高齢者の10％以上がせん妄を有しており、15〜50％は入院中にせん妄を経験するといわれている。介護施設入所者でせん妄が多い。

　発症のメカニズムは完全に解明されていない。どのような種類のストレスも交感神経緊張を上げる方向に、副交感神経緊張を下げる方向に調節して、コリン作動性機能を障害するため、せん妄の一因となる。高齢者はとくにコリン作動性伝達の低下に敏感であるため、せん妄の危険性が増加する。素因には、認知症、脳卒中、パーキンソン病、高齢、感覚障害や複数の併存疾患がある。促進因子として、3種類以上の新薬の使用、感染、脱水、不動状態、栄養不足、膀胱カテーテルの使用がある。ICU（集中治療室）の高齢者では、せん妄のリスクがとくに高い。

ソーシャルワーカー

　社会福祉の高度な技術と理論を習得した社会福祉活動に従事する専門職の総称である。一般に社会福祉士や精神保健福祉士を指す場合が多いが、資格の有無にかかわらず、その活動領域は医療、精神医学、福祉、教育など多岐の分野にわたり、それぞれにおいて呼称はさまざまである。ケースワーカーと呼ばれることもある。

　ソーシャルワークとは、社会福祉援助を必要とする人々の生活状況に基づき、社会福祉特有の価値

と知識・技術の体系に基づく科学的方法に裏づけられて展開するものであり、問題の改善や解決をすることを目的として実施される専門技術とその活動をいう。

職種としては存在するが、資格としてはまだ認められていない。福祉事務所などの福祉施設において、相談業務や生活指導にあたる。とくに、医療福祉分野で相談業務に従事する専門職をMSW（メディカル・ソーシャル・ワーカー、医療ソーシャルワーカー）と呼び、患者・高齢者・障がい者やその家族が適切な医療・保健サービスを受けられるように相談窓口となり、心理的・社会的問題の解決やそれぞれの問題を解決する方法を見出すための援助や指導、教育を行う。

なお、精神障害者の生活援助に関わる社会福祉専門職をPSW（サイキアトリック・ソーシャル・ワーカー、精神医学ソーシャルワーカー）という。

透析

人工透析のことで、ダイアライザーと呼ばれる人工腎臓を用いて患者の血液を透析し、本来腎臓から排泄されるべき有害物質を除去する治療法である。週2〜3回、1回5〜6時間程度の時間が必要である。

自らの腹膜を透析膜として利用する腹膜透析（CAPD）もある。1日4回程度の透析液交換が必要であるが、血液透析のように医療機関に長時間拘束されることはない。

ダイアライザーは、家庭用の浄水器にも使用されている中空糸膜とよばれる直径0.2mm程度の毛細管状の繊維1,000本程度を束にしてプラスチックの筒に納めた形をしている。この毛細管内に血液を流し、周囲に透析液を流して透析を行う。慢性腎不全患者の治療法として一般化したのは、1970年代になってからである。

慢性腎不全の原因疾患として、糖尿病（糖尿病性腎症）、慢性糸球体腎炎、高血圧（腎硬化症）、全身性エリテマトーデス（ループス腎炎）、痛風（痛風腎）のう包腎などがある。

動脈硬化

動脈が本来もっている弾力性を失って動脈壁の硬化を引き起こし、組織へ血液を運搬するという機能を失った状態もしくはその過程にある状態をいう。動脈壁の肥厚および弾性喪失を引き起こす複数の疾患の総称である。

最も一般的なアテローム動脈硬

化は、冠動脈疾患（狭心症、心筋梗塞など）や脳血管疾患（脳梗塞、脳出血など）を引き起こすため重大である。血管壁にコレステロールが沈着して組織が破壊され、血管壁が肥厚・硬化して弾力性を失いもろくなる。高血圧、糖尿病、肥満などによって促進され血流障害・血栓形成を伴う。

非アテローム硬化には、細動脈硬化およびメンケベルグ動脈硬化がある。メンケベルグ動脈硬化の名称はドイツの病理学者の名からきており、広範な中膜の石灰沈着を伴う中膜動脈硬化をいう。1903年にメンケベルグにより四肢動脈の中膜の石灰化をきたす特異な動脈硬化として報告された。通常内腔の狭窄をきたさないため、支配領域の虚血をきたすことがなく、予後は良好である。原因は不明である。

変形性関節症

長い年月関節を使った結果、関節の軟骨が擦り切れて骨が露出し、しばしば40代および50代に症状が発現し、80歳までにほぼ全例にみられる。症状は変形性関節症の病理的な変化のある患者の約半分にしか現れない。40歳未満では、ほとんどの場合に男性に発症し、外傷が原因である。40〜70歳では女性の方が多いが、その後は男性と女性は等しく発症する。

荷重関節である膝関節に最も多い。一次性変形性関節症と二次性変形性関節症に大別される。前者は中年以降にみられ、老化現象に加え力学的ストレスが加わって発症する。後者は若年者にもみられ、関節の外傷、形態異常、疾患、代謝異常など明らかな原因を有するものに続発して生じるものである。

病理学的には、関節軟骨は次第に磨耗、あるいは欠損し、骨が露出するようになる。一方、血管の増生を伴って軟骨の肥大増殖、骨棘形成をみる。

症状としては、関節のこわばり、次第に運動痛、関節可動域制限、関節の腫脹をみる。動作開始時に軋轢音を伴うことがある。

リアリティ・オリエンテーション

現実見当識訓練といい、見当識障害を解消するための訓練である。今日は何月何日なのかとか、季節はいつなのかといった時間や今いる場所等がわからないなど、認知症の中でも見当識障害を持った患者を対象とした訓練であり、現実認識を深めることを目的とする。

氏名、年齢、生年月日、住所、自宅の電話番号など、個人情報に関する質問に始まり、今いる場所や日付などの質問を繰り返し、また日常生活で当たり前に行ってきた動作を通じ、対人関係や協調性を取り戻すことや、残存機能に働きかけることで認知症の進行を遅らせることを期待する療法である。現実の情報として、その日の曜日、天気、今いる場所、季節など、本当に基本的な情報を与え、何度も確認することで見当識障害の進行防止と改善を目的としている。

さらには、患者とスタッフ、あるいはグループ同士のコミュニケーションを介してお互いの理解を深めるというもう一つの大切な目的がある。

リアリティ・オリエンテーションには、24時間リアリティ・オリエンテーションと、クラスルームリアリティ・オリエンテーションの2種類がある。

24時間リアリティ・オリエンテーションでは、認知症高齢者とスタッフとの日常生活における基本的なコミュニケーションの中で、認知症高齢者に「自分は誰であるのか」「自分は現在どこにいるのか」「今は何時か」といった事柄に対する現実認識の機会を提供する。

たとえば、着替えや排泄の介助など、日々のケアの中でスタッフが意図的に、認知症高齢者の注意や関心を、天気、曜日、時間に向けたり、室内に飾られた季節の花、朝食の味噌汁の匂い、魚を焼く香り、通園中の園児や登校中の子どもたちの声などを聞いて見当識を補う手がかりを与える療法である。

この療法を受けられる病院または施設は限られているので、かかりつけの医師または施設に問い合わせるとよい。

クラスルームリアリティ・オリエンテーションでは、見当識の状態に応じた3～8人までの少人数のグループで形成し、患者が会合して同じ場所と時間において、スタッフの進行のもと決められたプログラムに沿って個人および現在の基本的な情報（氏名、場所、時刻、年月日、曜日、季節、人物など）が提供されて、基本的な情報を確認し合うことによって訓練される。この方法は、コミュニケーションなどの対人関係の能力を取り戻すのにも有効である。

リロケーションダメージ

引っ越しや転勤などによって、住んでいる場所が変わることで精

神に及ぼす悪影響のことである。

　認知症の高齢者の場合、介護されるために子供の家などに転居したり介護施設に住み替えることで、新しい環境や人間関係が精神的なストレスとなり、認知症が急速に進むことがある。

　環境の変化は、想像以上に認知症の人を怖がらせており、その結果として行動の失敗も引き起こす。当然のことながら、認知症ではない高齢者の場合にも、住み替えによる環境の変化は大きなストレスとなる。

　リロケーションダメージを軽減するには、ここはホッとするとか、なぜか懐かしくてくつろげるような、馴染みの空間を作ることが高齢者の安心とリラックスのためには不可欠である。つまり、元の自分の家に住んでいた時と同じような部屋づくりが大切となる。本人の馴染みのもの、思い出のものを配置する、居場所作りの工夫をするなど、本人がくつろげる部屋を用意してから住み替えるようにするとよい。

　家族と同居していない場合には、住み替えた後も家族が定期的に訪問するなどの心のケアも大切である。

認知症予防に役立つレシピ集

認知症予防に役立つレシピ集

本書で学んだ内容を日常の食生活で実践してみましょう。
予防に役立ち、おいしく頂ける料理を載せました。

1 あじのなめろう

■ 材料（2人分）

あじ ……………………… 2尾	あじのアラ（なめろうで残った頭や骨）	しょうゆ …… 少々
みょうが（みじんぎり）…… 1個		三つ葉 ……… 適量
ねぎ（みじんぎり）…… 5センチ	水 …………………… 適量	
しょうが（すりおろし）… 小1	酒 ……………… 大さじ1	
みそ ……………………… 大1	塩 …………………… 少々	

作り方

1. あじは3枚におろし、小骨を取り、包丁でねばりが出るまでたたく。みょうが、ねぎのみじん切りを混ぜ、しょうが汁を少々たらし、みそで味をつける。
2. あじのアラはさっと湯通しして、臭みをとり、鍋に水を入れ、沸騰したら、湯通ししたアラを入れ、アクを取り、酒、塩、しょうゆで薄めの清汁を作る。
3. ご飯になめろうを盛り、上から 2 の清汁をかけ、薬味の三つ葉をちらせばできあがり。

＊あじの他に、さんまやいわし、かつお、たちうおなどの魚でもおいしく作れます。
＊なめろうを小判型にして、両面を大葉ではさみ、油で焼けば「さんが焼き」になります。

2 カルパッチョ

■ 材料（2人分）

	（ゆずこしょうソース）	（ピリ辛ソース）
まぐろ …………… $\frac{1}{2}$ 柵	オリーブオイル … 大1	オリーブオイル …… 大1
アボカド ………… $\frac{1}{2}$ 個	ゆずこしょう …… 小$\frac{1}{2}$	豆板醤（または食べるラー油）
みょうが（千切り）… 2個	レモン汁 ………… 大$\frac{1}{2}$	………………… 小$\frac{1}{2}$
青じそ（千切り）…… 3枚		ポン酢 ……………… 大1
ミニトマト ……… 4個		

作り方

1　まぐろは薄くスライスする。
2　アボカドは種、皮を取り除き、いちょう切りにする。
3　皿に、まぐろ、アボカドを敷き、みょうが、青じそ、トマトを飾る。
4　好みのソースをかけてお召し上がりください。

3　サーモンのアーモンド焼き

■ 材料（2人分）

サーモン …………… 2切れ	オリーブオイル ………… 大1
塩、こしょう ……… 少々	アーモンドスライス ….. 20g
小麦粉 ………………… 少々	レモン汁 ………………… 小1
オリーブオイル …… 小2	

作り方

1　サーモンに塩、こしょうをして味をなじませる。
2　小麦粉を軽くまぶして、オリーブオイルで焼く。
3　オリーブオイルを熱し、アーモンドスライスをきつね色になるまで、ローストする。できあがりの際に、レモン汁を加え、**2** のサーモンにかける。

4　豚肉のカレーピカタ

■ 材料（2人分）

豚ヒレ ………… 200g	溶き卵 ………………… 1個
塩・こしょう …… 少々	粉チーズ …………… 大1
カレー粉 ………… 少々	オリーブオイル …… 適量
小麦粉 …………… 適量	

作り方

1　豚ヒレ肉は肉たたきで軽くたたき、塩コショウ、カレー粉をまぶし下味を付け、小麦粉をつける。
2　溶き卵に粉チーズを加え、**1** の肉をからめて、オリーブオイルできつね色になるまで焼く。

5 鶏肉の塩麹漬け

■ **材料（2人分）**

とりささみ ………… 4本
塩麹 ………………… 大1
オリーブオイル …… 適量

作り方

1 ささみは塩麹と和えて、一晩味をなじませる。
2 フライパンにオリーブオイルを敷き、**1**を焼く。

6 人参サラダ（キャロットラペ）

■ **材料（2人分）**

人参 …………………………………… 1本
オリーブオイル ……………………… 大さじ1
塩・こしょう ………………………… 少々
レモン汁 ……………………………… 小1
ナッツ（くるみ、アーモンド、ごま、松の実など）

作り方

1 人参はスライサーなどで千切りにする。
2 **1**にオリーブオイル、塩・こしょう、レモン汁、ナッツを混ぜ、味をなじませる。

＊皮むき器でひもかわ状にしても食感が変わります。
＊甘い味がお好みの方は、ドライフルーツ（レーズン、ドライマンゴー）や蜂蜜を入れてもおいしくいただけます。
＊作り置きをして、冷蔵庫に保管しておけば、お弁当の彩りやサラダのトッピングなどにも最適です。

認知症予防に役立つレシピ集

7 マッシュルームのアンチョビ煮（アヒージョ）

■ 材料（2人分）
マッシュルーム ……………………………………… 1パック
オリーブオイル …………………………………… $\frac{1}{3}$カップ
アンチョビまたはアンチョビペースト（みじん切り）……… 5g
にんにく（みじん切り）………………………………… $\frac{1}{2}$かけ

作り方

1. 小鍋などにオリーブオイル、にんにく、アンチョビまたはアンチョビペースト、マッシュルームを入れ、弱火で煮る。

* アヒージョはオリーブオイルとにんにくで煮込むスペインの代表的な料理です。
* マッシュルームが手に入らなければ、しいたけでも代用できます。砂肝や牡蠣、鶏肉、えびでもおいしくできます。
* 素材のうまさがしみこんだオイルはバゲット（パン）にたっぷり浸すと、ワインにぴったりの1品になります。

8 じゅうねん味噌

■ 材料

えごま	50g	酒	大1
みそ	50g	みりん	大2
砂糖	30g	しょうゆ	小$\frac{1}{2}$

作り方

1. えごまをフライパンで炒り、あたり鉢ですりつぶし、調味料をあわせ、鍋に入れてひと煮立ちさせる。
2. できあがったじゅうねん味噌は、生麩・木綿豆腐・おにぎりに塗り、グリルで焼いて田楽にしたり、ごま和えのタレとして使える。

* 福島県会津地方で、「えごま」は食べると10年長生きできるといういわれから「じゅうねん」と呼ばれています。

9 豆乳みそ汁

■ **材料**（2人分）

えのき（$\frac{1}{2}$切り）………… 適量	里芋（$\frac{1}{2}$切り）………… 適量
ごぼう（ささがき）………… 適量	水 ……………………………… 200ml
人参（いちょう切り）……… 適量	和風だし …………………… 適量
長ネギ（小口切り）………… 適量	豆乳（成分無調整）…… 100cc
大根（いちょう切り）……… 適量	みそ ………………………… 大$\frac{1}{2}$

作り方

1　鍋に水を入れ、材料を煮込む。火が通ったら、弱火にしてみそを溶き入れ、豆乳を加えひと煮立ちしたら火を止める。

＊具はどのようなものでも結構です。普段のみそ汁に豆乳を加えるだけで、コクとまろやかさが出ます。

10 切干大根の和えもの

■ **材料**（2人分）

切干大根（水に戻す）………… 7g	酢 …………………………… 小1
海藻サラダ（水に戻す）……… 2g	いりごま …………………… 小1
青しそドレッシング ………… 小1	塩昆布 ……………………… 少々
しそ油（えごま油）………… 小1	

作り方

1　水をよく切った切干大根と海藻サラダを青しそドレッシング、しそ油を加え味をなじませる。
2　食べる時に、塩昆布、いりごまを和える。

＊しそ油（えごま油）は酸化されやすいため、加熱には不向きなものがあります。また開封後は冷蔵庫に入れて早めに使い切りましょう。

認知症予防に役立つレシピ集

11 ベーコンとミックスビーンズのトマト煮

■ **材料**（2人分）

ベーコン（色紙切り）	1枚
ミックスビーンズ	1缶
たまねぎ（みじん切り）	$\frac{1}{2}$個
なす（さいの目切り）	1本
セロリ（さいの目切り）	5センチ
ホールトマト（さいの目切り）	$\frac{1}{2}$缶
にんにく（みじん切り）	$\frac{1}{4}$かけ
オリーブオイル	大2
ローレル	1枚
塩	適量
コンソメ	小1
水	$\frac{1}{2}$カップ

作り方

1. 鍋にオリーブオイルを熱し、にんにくを炒め、香りが付いたら、たまねぎがしんなりするまでよく炒める。
2. 他の材料を加え、あくを取りながら、煮詰め、調味料で味を調える。

＊コクが足りなければ、隠し味に昆布茶を少量入れると、風味が増します。

12 ねばねばサラダ

■ **材料**（2人分）

おくら（ゆでて5mmに切る）	2本
めかぶ	1パック
やまいも（さいの目切り）	5センチ
豆腐（さいの目切り）	100g
納豆	1パック
うずらの卵	2個

作り方

1. 器にそれぞれの材料を重ね入れ、最後にうずらの卵をトッピングする。
2. 食べる際、箸でかき混ぜて、しょうゆで味を調える。

13 干物ご飯

■ 材料（2人分）

雑穀ご飯	300g
干物（あじ、かます、えぼ鯛、塩鮭など）	適量
大葉（千切り）	2枚
しょうが（千切り）	少量
みょうが（千切り）	1個
カリカリ梅（みじん切り）	小2個
ゴマ	小1

作り方

1　干物は焼いたら、身をほぐし、温かいご飯と、他の具も一緒に混ぜる。

＊干物の代わりに、ツナ缶でもおいしくできます。

14 ヨーグルト和え

■ 材料（2人分）

プレーンヨーグルト
ドライフルーツ（マンゴー、レーズン、イチジクなど）

作り方

1　プレーンヨーグルトにドライマンゴー、レーズンを混ぜ、一晩寝かせる。

＊翌朝には、ヨーグルトの水分を吸ったドライフルーツは、やわらかくなり、ヨーグルトは水分が少なくなり、濃厚な味になります。

15 カラメルナッツ

■ 材料（2人分）

ミックスナッツ …… 50g
砂糖 …………………… 30g
水 ………………………… 大1

作り方

1. フライパンに砂糖、水を加え火にかける。
2. 砂糖水が沸騰してきたら、ミックスナッツを投入する。
3. 火を弱め、カラメル色になったら、皿などに広げて冷ます。

＊お好みで、ココアパウダー（無糖）を熱いうちにまぶしたり、砂糖を溶かす際、インスタントコーヒーを少量入れると違った風味が楽しめます。
＊砂糖を黒糖にしてもコクのある味になります。

16 サングリア

■ 材料

赤ワイン …… 500ml
季節の果物（いちご、もも、りんご、キウイフルーツ、オレンジ、バナナなど）

作り方

1. 果物は皮をむき、一口の大きさに切る。かんきつ系は皮ごと漬けるので、皮をよく洗い水気を取り、輪切りにする。
2. 口の大きめの瓶やデキャンタに赤ワインと **1** の果物を加え、1〜2日冷蔵庫で冷やす。
3. より甘い味がお好みなら、はちみつや砂糖を加える。

■ 参考文献

『第二の認知症−増えるレビー小体型認知症の今』小阪憲司著、尾崎純郎執筆協力、紀伊国屋書店、2012

『認知症介護「その関わり方、間違いです！」−介護現場の理学療法士直伝』松本健史著、関西介護出版、2014

『「生活リハビリ術」介護が楽しく楽になる　介護現場の理学療法士が提案する21の方法』松本健史著、ブリコラージュ、2010

『認知症の高齢者を抱える家族向けテキスト』、一般社団法人日本作業療法士協会

『認知症ハンドブック』中島健二、天野直二、下濱俊、冨本秀和、三村將編集、医学書院、2013

『治療が劇的にうまくいく！　高齢者の栄養　はじめの一歩』大村健二、葛谷雅文編集、羊土社、2013

『南山堂医学大辞典』南山堂、2006

『サプリメント事典』日経ヘルス、日経BP社、2011

【監修者紹介】
特定非営利活動法人予防医学推進協議会
（とくていひえいりかつどうほうじんよぼういがくすいしんきょうぎかい）
認知症予防の専門資格取得センターである資格支援センターを運営するNPO法人。認知症予防食生活支援指導員をはじめとする、認知症予防関連資格の受験生の支援を行っている。

【執筆者紹介】（五十音順）
合原康行（栄養管理ソリューション代表）
岸本朋子（日本鋼管病院）
北爪克洋（東京福祉大学専任講師）
武井美奈子（わくわく介護相談室室長）

【協力】
岩瀬茂（ケアサポートすまいる代表）
西田陽子（医療福祉専門学校 非常勤講師）

装丁：吉村朋子

認知症予防食生活支援指導員試験
公式テキスト

2015年3月21日　初　版　第1刷発行

監 修 者	特定非営利活動法人予防医学推進協議会	
発 行 者	斎　藤　博　明	
発 行 所	TAC株式会社　出版事業部 （TAC出版）	

〒101-8383 東京都千代田区三崎町3-2-18
西村ビル
電話 03(5276)9492（営業）
FAX 03(5276)9674
http://www.tac-school.co.jp

組　　版	朝日メディアインターナショナル株式会社
印　　刷	株式会社ミレアプランニング
製　　本	株式会社常川製本

© NPO Promotion of Preventative Medicine 2015　　Printed in Japan　　ISBN 978-4-8132-6183-4

落丁・乱丁本はお取り替えいたします。

本書は、「著作権法」によって、著作権等の権利が保護されている著作物です。本書の全部または一部につき、無断で転載、複写されると、著作権等の権利侵害となります。上記のような使い方をされる場合には、あらかじめ小社宛許諾を求めてください。

視覚障害その他の理由で活字のままでこの本を利用できない人のために、営利を目的とする場合を除き「録音図書」「点字図書」「拡大写本」等の製作をすることを認めます。その際は著作権者、または、出版社までご連絡ください。

TAC出版 書籍のご案内

TAC出版では、資格の学校TAC各講座の定評ある執筆陣による資格試験の参考書をはじめ、資格取得者の開業法や仕事術、実務書、ビジネス書、一般書などを発行しています!

TAC出版の書籍

資格・検定試験の受験対策書籍
- 日商簿記
- 建設業経理検定
- 全経上級
- 公認会計士
- 税理士
- 中小企業診断士
- 不動産鑑定士
- 宅地建物取引主任者
- マンション管理士
- 管理業務主任者
- 証券アナリスト
- ファイナンシャル・プランナー(FP)
- 社会保険労務士
- 行政書士
- 公務員 地方上級・国家一般職(大卒程度)
- 公務員 地方初級・国家一般職(高卒者)
- 情報処理技術者
- CompTIA

ほか

実務書、ビジネス書、一般書
- 資格取得者の開業法、仕事術、営業術
- 会計実務、税法、税務、経理、総務、労務、人事
- ビジネススキル、マナー、就職、自己啓発、エッセイ

ほか

刊行予定、新刊情報などのご案内は

TEL 03-5276-9492 [平 日 9:30~17:30]

講座お問合わせ・パンフレットのご請求は

資格の学校TAC

0120-509-117 ゴウカク イイナ [月~金9:30~19:00 土日祝9:30~18:00]

携帯・PHS OK ※携帯・自動車電話・PHSからもご利用になれます。

本書へのご意見・ご感想は

Cyber Book Store内の「お問合せ」よりおよせください。

http:// bookstore.tac-school.co.jp/

[トップページにございます「お問合せ」よりご送信いただけます]

TAC出版

書籍のご購入は

1 全国の書店、大学生協、ネット書店で

2 TAC各校書籍コーナーで

TAC校舎一覧

札幌校 ☎011(242)4477(代)	立川校 ☎042(528)8898(代)	京都校 ☎075(351)1122(代)
仙台校 ☎022(266)7222(代)	中大駅前校 ☎042(678)7210(代)	梅田校 ☎06(6371)5781(代)
水道橋校 ☎03(5276)0271(代)	町田校 ☎042(721)2202(代)	なんば校 ☎06(6211)1422(代)
新宿校 ☎03(5322)1040(代)	横浜校 ☎045(451)6420(代)	神戸校 ☎078(241)4895(代)
早稲田校 ☎03(5287)4940(代)	日吉校 ☎045(560)6166(代)	広島校 ☎082(224)3355(代)
池袋校 ☎03(5992)2850(代)	大宮校 ☎048(644)0676(代)	福岡校 ☎092(724)6161(代)
渋谷校 ☎03(3462)0901(代)	津田沼校 ☎047(470)1831(代)	
八重洲校 ☎03(6228)8501(代)	名古屋校 ☎052(586)3191(代)	

提携校

群馬校(中央カレッジグループ内) ☎027(253)5583(代)	福山校(穴吹カレッジキャリアアップスクール) ☎084(991)0250(代)	熊本校(税理士法人 東京会計グループ) ☎096(323)3622(代)
松本校(松本情報工科専門学校内) ☎0263(50)9511(代)	高松校(穴吹カレッジキャリアアップスクール) ☎087(822)3313(代)	宮崎校(宮崎ビジネス公務員専門学校内) ☎0985(22)6881(代)
富山校(富山情報ビジネス専門学校内) ☎0766(55)5513(代)	徳島校(穴吹カレッジキャリアアップスクール) ☎088(653)3588(代)	鹿児島校(鹿児島情報ビジネス専門学校内) ☎099(239)9523(代)
金沢校(エルアンドエルシステム北陸内) ☎076(245)7605(代)	小倉校 ☎093(953)7516(代)	沖縄校 ●那覇校舎 ☎098(864)2670(代) ●中部校舎 ☎098(938)2074(代)
岡山校(穴吹カレッジサービス) ☎086(236)0225(代)	大分校(府内学園内) ☎097(546)4777(代)	

3 TAC出版書籍販売サイト Cyber Book Store で

http://bookstore.tac-school.co.jp/

サイバーブックストア | TAC 出版 | で | 検索

- TAC書籍のラインナップを全て掲載
- 「ちょっと見!(体験コーナー)」で、書籍の内容をチェック
- 会員登録をすれば特典満載!
  - 登録費や年会費など一切不要
  - 会員限定のキャンペーンあり
  - 1冊のご注文でも送料無料
- 刊行予定や法改正レジュメなど役立つ情報を発信

4 お電話で

TAC出版注文専用ダイヤル **0120-67-9625** 平日 9:30~17:30

※携帯・自動車電話・PHSからもご利用になれます。

TACホームページ URL http://www.tac-school.co.jp/

(2014年8月現在)

書籍の正誤についてのお問合わせ

万一誤りと疑われる箇所がございましたら、以下の方法にてご確認いただきますよう、お願いいたします。

なお、正誤のお問合わせ以外の書籍内容に関する解説・受験指導等は、**一切行っておりません。**
そのようなお問合わせにつきましては、お答えいたしかねますので、あらかじめご了承ください。

1 正誤表の確認方法

TAC出版書籍販売サイト「Cyber Book Store」の
トップページ内「正誤表」コーナーにて、正誤表をご確認ください。

TAC出版書籍販売サイト Cyber Book Store

URL:http://bookstore.tac-school.co.jp/

2 正誤のお問合わせ方法

正誤表がない場合、あるいは該当箇所が掲載されていない場合は、書名、発行年月日、お客様のお名前、ご連絡先を明記の上、下記の方法でお問合わせください。
なお、回答までに1週間前後を要する場合もございます。あらかじめご了承ください。

文書にて問合わせる

● 郵送先　〒101-8383 東京都千代田区三崎町3-2-18
　　　　　TAC株式会社 出版事業部 正誤問合わせ係

FAXにて問合わせる

● FAX番号　**03-5276-9674**

e-mailにて問合わせる

● お問合わせ先アドレス　**syuppan-h@tac-school.co.jp**

お電話でのお問合わせは、お受けできません。

(平成23年12月現在)